U0230771

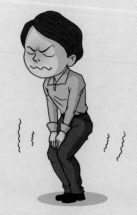
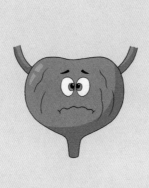

·季加孚· ·张 宁· 肿瘤科普百科丛书
总主编 执行总主编

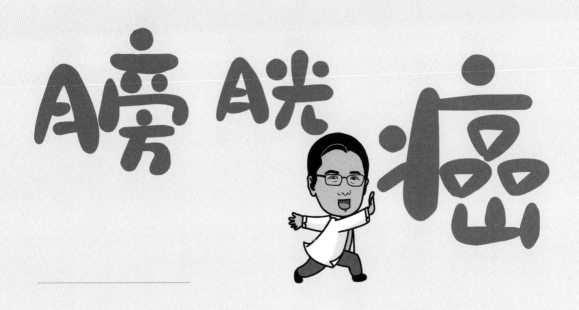

主 编 林天歆 李学松
副主编 刘卓炜 向松涛
编 者 （按姓氏笔画排序）

王细生	深圳市龙华区中心医院	陈方敏	天津市第三中心医院
王春晖	昆明医科大学附属延安医院	林天歆	中山大学孙逸仙纪念医院
向松涛	广东省中医院	罗 云	中山大学附属第三医院
刘存东	南方医科大学第三附属医院	郝 瀚	北京大学第一医院
刘卓炜	中山大学肿瘤防治中心	胡海龙	天津医科大学第二医院
李学松	北京大学第一医院	徐啊白	南方医科大学珠江医院
李锴文	中山大学孙逸仙纪念医院	梅红兵	深圳大学第一附属医院
何 旺	中山大学孙逸仙纪念医院	董 文	中山大学孙逸仙纪念医院
张 勇	中国医学科学院肿瘤医院	谢伟槟	中山大学孙逸仙纪念医院

秘 书 谢伟槟 中山大学孙逸仙纪念医院

人民卫生出版社
·北京·

《肿瘤科普百科丛书》编写委员会

序

　　健康是促进人全面发展的必然要求，是经济社会发展的基础条件，是民族昌盛和国家富强的重要标志。人们常把健康比作1，事业、家庭、名誉、财富等就是1后面的0，人生圆满全系于1的稳固。目前我国卫生健康事业长足发展，居民主要健康指标总体优于其他中高收入国家平均水平，健康中国占据着优先发展的战略地位。但随着工业化、城镇化、人口老龄化进程加快，中国居民生产生活方式和疾病谱不断发生变化。心脑血管疾病、癌症、慢性呼吸系统疾病、糖尿病等慢性非传染性疾病导致的死亡人数占总死亡人数的88%，这些疾病负担占疾病总负担的70%以上。了解防控和初步处理这些疾病的知识，毋庸置疑，会降低这些疾病的发生率和死亡率，会降低由这些疾病导致的巨大负担。

　　我国人口众多，人均受教育水平较低，公众的健康素养存在很大的城乡差别、地区差别、职业差别，因此公众整体的健康素养水平较低。居民健康知识知晓率低，吸烟、过量饮酒、缺乏锻炼、不合理膳食等不健康生活方式比较普遍，由此引起的疾病问题日益突出。《"健康中国2030"规划纲要》中指出，需要坚持预防为主，深入开展爱国卫生运动，倡导健康文明生活方式，预防控制重大疾病。这是健康中国战略的重要一环，需要将医学知识、健康知识用公众易于理解、接受和参与的方式进行普及。这种普及必须运用社会化、群众化和经常化的科普方式，充分利用现代社会的多种信息传播媒体，不失时机地广泛渗透到各种社会活动之中，才能更有效地助力健康中国战略。

　　据统计，中国每天有1万人确诊癌症，癌症是影响人民身体健康的重要杀手之一。在众多活跃于肿瘤临床一线、热衷于为人民健康付出的专家们的支持和努力下，通过多次研讨，我们撰写了这套《肿瘤科普百科丛书》，它涵盖了我国最常见的肿瘤。我们在吸取类似科普读物优点的基础上，不单纯以疾病分类为纲要介绍，还以患者对不同疾病最关心的问题为中心进行介绍。同时辅以更加通俗的语言和图画，描述一个器官相关的健康、保健知识，不但可以使"白丁"启蒙，还可以使初步了解癌症知识的人提高水平。

最后，在此我衷心感谢每一位主编和编委的支持和努力，感谢每位专家在繁忙的工作之余，仍然为使患者最终获益的共同目标而努力，也希望该丛书能够助力健康中国行动。

李加孚

北京大学肿瘤医院　北京市肿瘤防治研究所

2022 年 4 月

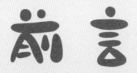

前言

　　膀胱癌是泌尿系统中最常见的恶性肿瘤之一。随着我国经济的发展和人们生活方式的改变，我国膀胱癌发病率呈现逐步增长的趋势。

　　膀胱癌根据有没有侵犯肌层分为肌层浸润性膀胱癌和非肌层浸润性膀胱癌。虽然只有一字之差，但它们的治疗方法和疗效却天差地别。非肌层浸润性膀胱癌的复发率非常高，大约70%的患者在2年内复发，因此术后需要进行多次的膀胱镜检查和膀胱灌注治疗来预防复发。超过10%的患者最终进展为治疗效果很差的肌层浸润性膀胱癌或转移性膀胱癌。如果完全切除膀胱，可以用肠子做一个新的膀胱，或者通过造口从腹壁排尿。有的患者术后还需要进行化疗或者免疫治疗等全身综合治疗。由此可见，不管哪一期的膀胱癌，都给患者造成了极大的痛苦。反复的复查和治疗，也给家庭增加了不小的经济负担。在国外，膀胱癌甚至被称为泌尿系统中"最昂贵的肿瘤"。

　　膀胱癌诊治的关键在于早期诊断、精准诊疗、多学科综合治疗、疾病全程管理。我们在日常工作中发现，许多人由于对膀胱癌缺乏足够的认识而造成了不可挽回的恶果。有人因为长年吸烟和职业暴露，年纪轻轻就患了膀胱癌；有人因为没有早期发现疾病而错过了最佳的治疗时机；有人坚持自己错误的想法，没有采取医生给的最优治疗方案；有人因为没有及时复查而发生肿瘤转移。如果他们对膀胱癌有充分的认识，那些悲剧完全可以避免，这也是我们写这本书的初衷。我们将从预防、诊断、治疗以及术后管理等多个方面，采用问答的形式，以通俗易懂的语言向读者解读关于膀胱癌的知识。我们也提供了几个现实的案例，希望读者可以更深刻地认识膀胱癌，避免类似的事情发生在自己或者家人朋友身上。

　　知己知彼，百战不殆！读懂膀胱癌以后，就会觉得膀胱癌并不可怕。它是我们共同的敌人，只要我们对它知根知底，就能同仇敌忾、齐心协力，更快更准地击败它。

林天歆　中山大学孙逸仙纪念医院

李学松　北京大学第一医院

2022年4月

目 录

五、典型病例

一、概述及病因

膀胱癌是泌尿外科最为常见的恶性肿瘤。但是，对于普通老百姓而言，大多不太熟悉这一疾病。"膀胱还能长癌？我从来没有听说过！"笔者在门诊，不止一次听到有患者发出类似的感叹。在恶性肿瘤中，膀胱癌的知名度远远没有"肺癌、肝癌、胃癌"等疾病高，大多数患者朋友对膀胱癌缺乏最基本的认识和了解，也不知道有哪些不良习惯会引起膀胱癌，更不用提定期去做膀胱癌筛查了！在这一部分，让我们带着大家，一起来认识一下"膀胱癌"这种疾病吧！

（一）膀胱的位置与功能

1. 走近膀胱

我们每个人从出生的第一天起，就离不开最基本的四大生理功能——吃、喝、拉、撒。说起来很简单，但是，这四大功能是我们人类能够生存下去最为重要的四个功能，缺一不可。这些基本技能不需要父母教，和呼吸一样，出生后自动掌握。通过长久的进化，这些基本生存功能已经完全融入人类的基因，通过一代又一代传递下去，保证了我们人类能够繁衍不息。排尿，是我们人类最基本、最重要的生理功能之一。排尿对我们每个人而言，是每天都必做的一件事情。而尿是从哪里排出来的呢？

读者朋友们可能都听说过，尿是从膀胱里排出来的。说起膀胱，大家应该再熟悉不过。因为，我们每个人每天都能够感觉到它的"存在"。当你有"尿意"的时候，就是膀胱在刷"存在感"了。膀胱每天都通过这种方式提醒你：该上厕所了！这时候，建议大家放松一下，去厕所释放一下膀胱的"压力"。然而，对于普通读者而言，膀胱又是一个相对"陌生"的器官。为什么这么说呢？因为膀胱这个器官，看不见，摸不着。膀胱究竟在什么位置？长什么样子？体积有多大？没有受过专门医学教育的朋友，可能不太了解，这就使膀胱显得很神秘。那么，就让我们一起，来认识一下膀胱这个器官吧！

2. 膀胱在哪里

泌尿系统经常被形象地比喻成人体的"下水道"。大家在装修房子的时候，都知道下水道一定要安装在最低的位置，污水才能够顺畅地排走。同样，如果把人体比喻成一间房子的话，作为人体的下水道，膀胱也被安装在最低的位置——骨盆里。从医学术语上讲，膀胱位于人体的盆腔内，顶部有腹膜覆盖，前方毗邻耻骨。因为膀胱位置比较深在，所以，正常情况下，在身体表面是无法摸到膀胱的。只有在憋了很多尿的时候，膀胱充满了尿液，才有可能在耻骨上方摸到膀胱。

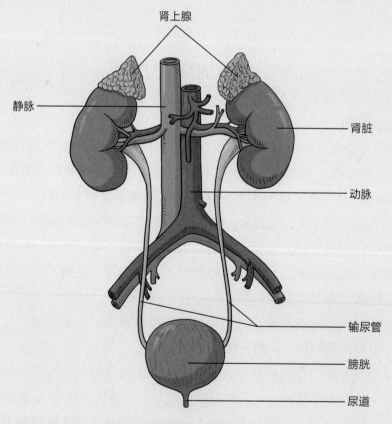

肾上腺

静脉

肾脏

动脉

输尿管

膀胱

尿道

图 1　泌尿系统

3. 子宫、阴道就在膀胱的隔壁

说起来，女性和男性的膀胱，在位置上还是有很大区别的。首先让我们一起来看看女性的膀胱。女性朋友们肩负着生儿育女的重任，在女性的盆腔里，有子宫、阴道等重要妇科器官。膀胱位于阴道和子宫的前方，而且关系非常密切。对于女性朋友而言，通过阴道前壁，其实是可以触摸到膀胱的。女性怀孕的时候子宫变大，有时候会向前方挤压膀胱。为什么有些孕妇会感觉总想上厕所？其实可能就是由这个原因引起。膀胱下方紧接尿道，尿液通过尿道排出体外。女性尿道很短，开口于外阴。

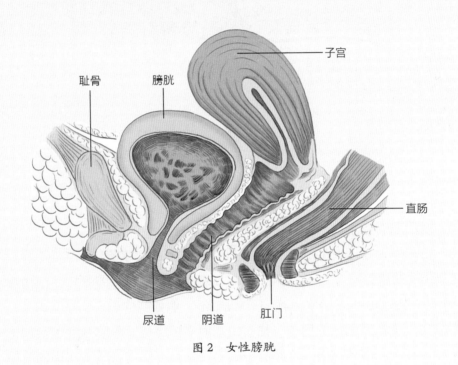

图 2　女性膀胱

4. 前列腺和膀胱——楼上楼下的邻居

我们再一起来看看男性的膀胱。对于男性而言，膀胱的下方是前列腺和尿道，后方是精囊和直肠。膀胱、前列腺和尿道三者紧密组合在一起。膀胱的尿液通过尿道排出体外。尿道一端开口在膀胱颈口，另一端开口在阴茎龟头。前列腺是一个实性器官，包绕在尿道周围，尿道从前列腺内部穿过与膀胱的开口相连续。如果膀胱、前列腺和尿道三者任意一个出现了问题，都会影响正常的排尿功能。

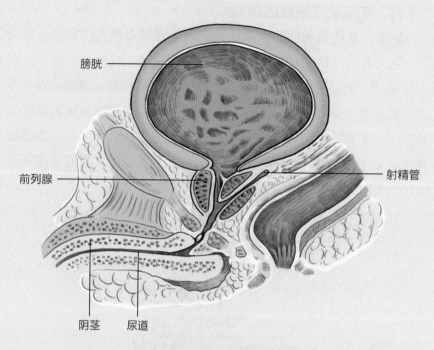

膀胱

前列腺

射精管

阴茎　尿道

图 3　男性膀胱

5. 膀胱长什么样子

在很多读者朋友的心里，膀胱是一个球形的"水囊"。其实不然。实际上，膀胱是一个更接近"三角形"或者"圆锥形"的器官。三角形的尖端向下，与尿道相连续，医学上称为"膀胱颈"。假如我们进入到膀胱内部，会发现膀胱的内部就像我们住的房子一样，由几面墙壁组成。膀胱颈就是我们这间房子的大门。没有尿液的时候，这间房子的空间很小，而当膀胱被充满的时候，空间就会变得很大，里面充满了尿液，不留一丝空隙。

6. 膀胱的各部分都叫什么名字

把膀胱比作房间的话，如果我们站在"膀胱颈"这个门口向里面看，这个房间的内容会一览无余。首先，让我们向头顶看，这时看到的房顶，是膀胱的前面，医学上称为"膀胱前壁"；踩在我们脚下的，相当于房间的地板，称为"膀胱后壁"；而左右两侧的墙壁，称为膀胱的"两侧壁"；而正对着我们的，也就是最远处的墙壁，称为"膀胱顶壁"。在距离膀胱颈口左右不远的地方，各能够看到一个很小的开口。这个开口是什么呢？其实，我们的尿液是通过双侧输尿管排到膀胱内部的，双侧输尿管在膀胱内各有一个细小的开口，就是膀胱颈左右不远处这两个"很小的开口"，医学上称为"输尿管口"。由双侧输尿管口和膀胱颈口围成的一个三角形区域，称作"膀胱三角"。

有一些患者朋友来医院进行检查时，在膀胱镜或者 B 超报告上经常会看到诸如"膀胱前壁""膀胱后壁"的描述，往往会感到很困惑。这是因为，膀胱内如果有病变，医生一般都要明确说明病变在膀胱的"哪个壁"，方便快速定位有病变的区域，同时对病变范围有一个更为直观的理解。

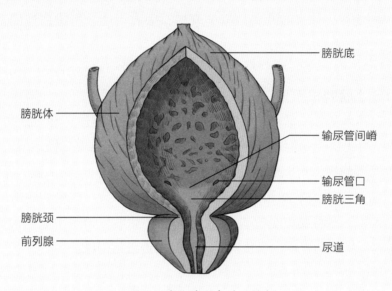

膀胱底

膀胱体

输尿管间嵴

输尿管口

膀胱三角

膀胱颈

前列腺

尿道

图 4　膀胱的形态（男性）

7. 膀胱的内部构造是什么样子的

膀胱是一个中空的器官。上文向大家介绍过，膀胱由"前壁""后壁""顶壁""两侧壁"包围而成。实际上，膀胱的各个壁结构也是很复杂的。膀胱的各壁由非常坚固的肌性结构组成，从内到外分为好几层。最里面的一层，也就是每天直接接触尿液的部分，是膀胱的"黏膜层"，如果用家用的保温瓶来做比喻，膀胱的黏膜层相当于保温瓶的"内胆"。黏膜层之外，是由若干层肌肉纤维组成的结构，医学上通常称为"膀胱肌层"，这一层结构在我们正常人体排尿过程中发挥着至关重要的作用。正是由于膀胱肌层能够产生有效的自主收缩，才能够把尿液排出体外。因此,这层肌肉还有一个更响亮的名字——膀胱逼尿肌。在膀胱肌层外面,还覆盖着一层腹膜,或者称作膀胱的浆膜层。但有一点需要各位读者朋友注意,膀胱只有顶部才有腹膜覆盖。

8. 膀胱与输尿管的关系

上文我们提到过,人体的尿液是通过输尿管进入膀胱的。输尿管是一条细长的管状结构,左右各一,承载着运送尿液的重要功能。输尿管从膀胱的后方进入膀胱,首先进入膀胱的肌层,最后,在膀胱的黏膜层,开有两个很细小的开口,也就是上文提到过的输尿管口。输尿管是膀胱和肾脏联系的重要纽带。膀胱内的病变,如果波及输尿管的开口,很有可能会影响尿液的正常排出,引起肾和输尿管的扩张、积水。

9. 为什么膀胱很重要

人的四大基本生活需求"吃、喝、拉、撒","撒尿"在里面占有一席之地,可见这个功能对于我们每个人日常生活的重要。极端情况下,我们可以做到一天不吃饭,可以做到几天不拉屎,但如果坚持一天不撒尿呢?读者朋友们可以想象一下一天不撒尿会是什么感觉,应该不会是很愉悦的体验(当然,仅限想象,大家千万不要随便尝试)。我们每个人能够正常的排尿,膀胱发挥了重要的作用。膀胱功能的好坏,直接决定了我们能否正常排尿。

10. 人在倒立的时候,尿会不会逆流到肾里

人体的尿液,是在肾脏产生的。肾脏有两个,一左一右,尿液在肾脏形成之后,通过双侧输尿管,进入膀胱。在这里,可能会有好奇的朋友问道:肾脏的位置比较高,膀胱的位置比较低,人在站立的时候,尿液是从高处向低处流下来的,那么,我躺下去的时候,尿液是不是就不流了呢?或者假如我每天倒立行走,就像《射雕英雄传》里的欧阳锋一样,尿液是不是就不能流到膀胱里了?

实际上各位读者朋友大可不必担心。人体是个设计得非常科学的系统。正常情况下,我们的输尿管会不停地向膀胱方向蠕动,这种蠕动的价值在于,为尿液的排出提供了源源不断的动力。肾盂内的尿液,会一刻不停地排入膀胱。这种蠕动,不会受到身体姿势的影响。说得绝对一点,即便你真的每天倒立行走,尿液

一样可以排到膀胱里面。那么，接下来就是另外一个问题，既然输尿管是个管路，那么，膀胱里的尿液为什么不会反过来回流到肾脏里呢？这里，我们不得不佩服膀胱这个器官，有一个非常棒的设计！实际上，输尿管口是一个设计非常完美的"单向阀门"，尿液的流动，只能沿单向进行。正常情况下，尿液只能够通过输尿管"进入"膀胱，当膀胱里存有尿液之后，输尿管口的"单向阀门"就会发生作用，膀胱内的尿液无法逆流到输尿管里。所以，读者朋友们大可不必担心憋尿憋久了会把肾脏憋出毛病，因为膀胱内的尿液通常不会返回到肾脏里。当然，这是在正常的生理情况下，在一些疾病状态下，膀胱内的尿液有可能会反流到肾脏里，如果发生这些情况，通常需要尽快到医院治疗。

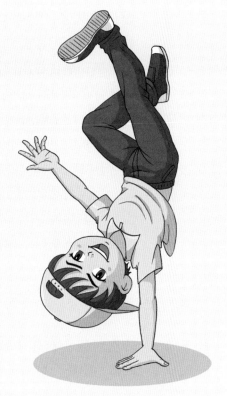

图 5　倒立的时候尿会逆流吗

11. 膀胱能存多少尿

正常人的膀胱容量到底有多大呢？一般来讲，正常成人的膀胱容量在 400~500ml，差不多相当于一瓶矿泉水的量。在这个容量范围之内，膀胱是非常安全的。在这里，又忍不住想赞美一下人体巧妙的"设计"。我们的膀胱壁，有一个非常神奇的特点，憋尿的时候，随着尿液量不断增多，膀胱的体积会逐步变大，但是，在正常容量范围内，膀胱内的压力并不会产生特别明显的变化。这种现象，在医学上有个专有名词，称为"膀胱的顺应性"。而当膀胱里的尿液量超过正常容量的时候，往往就是开始考验我们的时候了。当膀胱里的尿液超过最大容量之后，膀胱内的压力会开始缓慢上升，其实这也是我们人体的一种自我保护机制。随着膀胱内的压力升高，我们会产生很不舒服的"憋尿"感，这是膀胱在提醒我们：该赶紧去上厕所啦！

12. 憋尿憋久了，膀胱会不会"爆炸"

膀胱会不会憋尿憋到"爆炸"？各位读者朋友看到这个问题，千万不要笑！笔者在出门诊的时候，经常会有患者跑来问这个问题。所以，我觉得也非常有必要回答一下这个问题。

上文已经向大家介绍了膀胱的正常容量和膀胱内的压力在什么情况下会升高。理论上，只要源源不断地往膀胱里灌注尿液，压力就会持续升高，最终突破极限，膀胱被"撑爆"。但注意，这只是理论上。实际上，这几乎是不可能的！为什么？因为人体控尿的能力是有极限的，压力达到一定程度之后就憋不住尿了，也就是我们所说的"憋尿憋到尿裤子"，术语称为"充盈性尿失禁"。所以，读者朋友们可以放心了，如果做一个膀胱"憋尿极限测试"的话，你会发现，你的膀胱在被尿撑"爆炸"之前，早就因为憋不住尿尿裤子了。但是，通常我们绝对不建议各位拼命憋尿，有尿及时排掉才是健康的生活习惯。

13. 什么时候会有想上厕所的感觉

人体的膀胱，有两大基本功能：储存尿液和排出尿液。每天的绝大多数时间里，膀胱都在行使"储存尿液"的功能。只有在厕所解手的时间，膀胱才会发挥"排出尿液"的功能。

这里主要给大家介绍膀胱"储存尿液"的功能。膀胱其实也是有"感觉"的。当然，这里我所指的感觉，和咱们老百姓平时所说的痛觉、触觉不太一样。膀胱的"感觉"功能，能够感知膀胱内压力的变化。对于一个正常人而言，膀胱在空虚的时候，腔内压力很小，这时候我们不会产生所谓的"尿意"。而当我们的膀胱内尿液越来越多，膀胱内的压力逐步缓慢升高，达到一定的压力数值时，膀胱就能够"感觉"到膀胱里尿液的存在，这时候，人体就能够感觉到有"尿意"。随着膀胱内的压力逐步升高，这种"尿意"会越来越强烈。"尿意"是一种令人很不愉快的体验。其实，这是膀胱在向主人发出"求救信号"，因为已经快达到膀胱容量的极限了，希望主人尽快把尿排出去，释放膀胱里的压力。当我们把膀胱里的尿液排出去之后，这种感觉才会消失。在一些疾病状态下，比如膀胱炎症的时候，膀胱的这种"感觉"会变得比平时更加敏感，所以在这种情况下会产生总想上厕所的感觉。

14. 成年人为什么不会尿裤子

要回答这个问题，首先我们需要回答另外一个问题：人体负责管控排尿的核心是什么。

举个简单的例子，每个人家里都有自来水管。平时，当我们需要用水的时候，拧开水龙头，就会有水流出来，当我们不需要用水了，再把水龙头拧紧，自来水就停止排出了。那么，对于人体排尿而言，是哪部分结构在发挥"水龙头"的作用呢？

在人体，这个控制排尿的"水龙头"，称为尿道外括约肌。尿道外括约肌是一个接近环形的结构，它就像一个夹子"夹住"尿道。需要排尿的时候，大脑发出指令，这个"水龙头"松开，尿液就能够通过尿道，排出体外。而当我们不需要排尿的时候，这个"水龙头"是持续关闭的状态，因此，我们的成年人在进行各种日常活动的时候，不会发生总尿裤子的现象。如果在一些疾病状态下，尿道括约肌的功能受到了影响，不能够有效地闭合，就会发生我们所谓的"尿失禁"。

15. 小便的时候，尿是怎么出来的

尿到底是怎么排出来的？这也是很多读者朋友很关心的一个问题。

每个人都去厕所解过小便，但可千万不要小看这个看似简单的动作，其实，排尿过程涉及了很深奥的学问。基本上，我们上厕所撒尿，有这样几个步骤。

第一步，膀胱里尿液积聚到了一定的量。

第二步，膀胱"感觉"到了尿液的存在，向大脑发出信号，人会产生"尿意"，这时候我们会开始有想上厕所的感觉，但大多数情况下，都可以再坚持一段时间。

第三步，当我们终于放下了手边的工作，决定去厕所"放松"一下的时候（当然，也有很多时候是实在憋不住了），我们排尿的过程正式开始。

第四步，来到厕所，对准马桶，做好准备工作。这时候，在我们的身体里有两个关键步骤在同步进行：一个是尿道外括约肌开始放松，把膀胱排尿的出口打开；另一个是膀胱逼尿肌开始收缩，为尿液排出提供动力。在这两个动作的协调作用下，尿液开始排出。当然，有些患者，比如男性前列腺增生患者，排尿会有一些吃力，这时候他们会通过肚子使劲（也就是我们通常所说的施加腹压）来增加排尿的力量，使尿液排出。

（郝瀚　李学松）

（二）什么是膀胱癌

1. 膀胱癌是从哪里长出来的

简而言之，膀胱癌就是发生在膀胱内的恶性肿瘤。膀胱是一个空腔器官，膀胱的最内层，也就是膀胱黏膜，表面覆盖着一层被称为"尿路上皮"的细胞。膀胱癌就是从这一层细胞生长出来的。所以，有些细心的读者朋友也会发现，医生经常使用"尿路上皮癌"这个称呼。"尿路上皮癌"是膀胱癌里最为常见的一种类型，除此以外，膀胱的恶性肿瘤还包括鳞癌、腺癌、未分化癌等少见的病理类型。笼统上讲，这些都可以统称为"膀胱癌"。但一般情况下，如果不做特别说明，膀胱癌一般指的是膀胱尿路上皮癌。

2. 膀胱癌长什么样子

通常，泌尿外科医生会通过膀胱镜对膀胱进行观察。根据类型和大小的不同，膀胱癌可以呈现出不同的"外观"。一般来讲，膀胱癌可以呈现为一个像"乳头"一样的肿瘤，表面不是绝对光滑的球形，而是呈现出很多细小的"绒毛样"结构。如图片所展示的样子。当然，也有一些膀胱癌（特别是分化比较差的膀胱癌），表面可以见到很明显的溃烂、坏死区域，有些表面附着有大量的凝血块，整体观感也不再是"乳头样"，而是"团块样"或是"菜花样"。比较微小的肿瘤，可能只有几个毫米大小；而比较巨大的膀胱肿瘤，直径可以达到10厘米以上。膀胱癌可以单个出现，但有些情况下，肿瘤也呈多发性生长。

读到这里，有些读者可能会问：会不会有外观看上去"比较隐蔽"的膀胱癌呢？答案是有的。有一种类型的膀胱癌，称为"膀胱原位癌"。膀胱原位癌和图片展示的类型完全不同，也是膀胱镜下最容易忽视的一类。膀胱原位癌，肿瘤并不向膀胱内隆起，在镜下并不呈现出"肿瘤"样的外观，而是一块很平整的黏膜。仔细观察的话，会发现这块黏膜可能会有些粗糙、发红，如果不仔细观察，很容易漏诊，也很容易和膀胱炎症相混淆。最为稳妥的区分方法，是通过膀胱镜下活检，用病理手段来明确诊断。

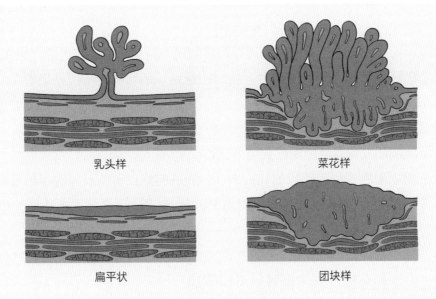

乳头样　　　　　　　　　　　　菜花样

扁平状　　　　　　　　　　　　团块样

图 6　典型的膀胱癌外观

3. 膀胱癌的发病率高吗

就目前而言，膀胱癌是泌尿系统里发病率最高的恶性肿瘤。高于肾癌和前列腺癌。在这里可以给大家介绍一组数据：2019 年发布的数据显示，2015 年我国膀胱癌的发病率为 5.80/10 万，位居全身恶性肿瘤的第 13 位。其中，男性发病率 8.83/10 万，位居第 7 位，女性发病率为 2.61/10 万，位居第 17 位。

4. 膀胱癌会危及生命吗，死亡率是多少

膀胱癌是一种可以致命的疾病。2015 年，我国膀胱癌死亡率为 2.37/10 万，位居恶性肿瘤的第 13 位，其中男性死亡率为 3.56/10 万，位居第 11 位，女性死亡率为 1.11/10 万，位居第 16 位。

看到这组数字后，各位患者朋友也不用过于紧张，在这些统计数据里，最终因膀胱癌死亡的，主要还是相对晚期的膀胱癌患者。对于大多数早期膀胱癌的患者而言，如果尽早、规范地进行治疗，治疗效果还是相当好的！早期膀胱癌的 5 年生存率可以达到 90% 以上。

5. 哪个年龄段的人容易得膀胱癌

理论上，任何年龄的人都可以得膀胱癌，甚至儿童也有可能。但实际上，在日常接诊患者的过程中，我们注意到，来就诊的膀胱癌患者中，年轻人的比例很低，基本上以中老年朋友居多。膀胱癌的发病率在45岁之前处于较低水平，自45岁之后开始逐渐升高，男性在55岁之后明显上升，而女性增长较为缓慢。膀胱癌的发病高峰出现在85岁之后。

我们再来看看不同年龄段的死亡率。膀胱癌的死亡率在不同的年龄段也存在着一定差异。在60岁以前处于较低的水平，自60岁以后开始逐渐升高，85岁以上者死亡率最高。

6. 男性和女性，哪个更容易得膀胱癌

前文在讲膀胱癌的发病率时，细心的读者朋友可能已经发现男性的发病率大概是女性的3倍，男性的发病率远远高于女性。为什么会出现这种现象，目前还没有一个确切的结论。有些人推测，是不是男性吸烟的比例更高，造成了这一现象呢？吸烟是膀胱癌的重要发病因素，后文还会专门提到，但实际上，从目前的统计结果来看，这可能不是唯一的原因。性激素的差异，也可能是原因之一。

7. 膀胱癌发病有没有种族和地域差异

种族对膀胱癌发病的影响迄今还没有确定。

至于地域差异，城市地区和农村地区确实还是有一些区别的。根据统计的结果，无论男性、女性，各年龄段的膀胱癌发病率和死亡率，均为城市高于农村：2015年城市地区膀胱癌发病率6.77/10万，农村地区发病率4.55/10万；城市地区膀胱癌死亡率2.69/10万，农村地区死亡率1.95/10万。

（郝瀚　李学松）

（三）膀胱癌有什么危害

1. 膀胱癌是否会影响人的寿命

笔者在门诊接诊膀胱癌的患者时，经常被问到这样一个问题："医生，我得了膀胱癌，我还能活多久啊？"这应该是每个患者心里最关心的一个问题。同时，这也是泌尿科大夫最难回答的一个问题。

实际上，这个问题没有一个完全准确的答案。因为，膀胱癌的患者很多，影响每个膀胱癌患者最终寿命的因素实在是太多了。每个患者都有自己的特殊性，不会有两个完全一模一样的患者。一个早期的膀胱癌患者，和一个晚期的膀胱癌患者，预期寿命会相差很远。同样，一个 60 岁的患者，和一个 90 岁的患者，预期寿命也相差很远。所以，针对这个问题，医生一般很难给出明确的答复。

根据病情不同，膀胱癌分为很多种类型，可分为非肌层浸润性膀胱癌（可以简单理解成早期膀胱癌），肌层浸润性膀胱癌（可以简单理解成局部进展期膀胱癌），以及转移性膀胱癌（可以简单理解成晚期膀胱癌）。一般来讲，早期的患者如果能够得到及时、规范的治疗，长期的治疗结果还是相当不错的。T_1 期膀胱癌的 5 年生存率在 90% 以上。真正对生命威胁最大的，是相对晚期的膀胱癌，或者是已经发生了转移的膀胱癌。

2. 除了膀胱，膀胱癌还有可能影响到哪些器官

膀胱癌除了会对膀胱造成影响，根据肿瘤生长的部位和进展程度，也有可能影响到其他人体器官。其中，最常受到影响的器官是肾脏和输尿管。因为，肾脏产生的尿液通过输尿管排入膀胱，如果肿瘤生长在输尿管口周围，可能会堵塞输尿管开口，造成这一侧尿路的梗阻。所以，有相当一部分的膀胱癌患者，术前会发现有一侧的肾脏积水，这并不是肾脏本身出了问题，而是膀胱肿瘤的阻塞引起了肾脏积水。

对于男性而言，还有一个很常见受影响的器官——前列腺。肿瘤如果位于膀胱颈部，可以向下生长，侵犯到男性的前列腺和后尿道。所以，在给男性患者进行根治性膀胱切除时，需要同时切除前列腺和精囊。对于女性而言，因为膀胱邻近女性生殖系统，有可能会影响到子宫和阴道。所以，在进行女性根治性膀胱切除时，常规需要切除子宫、阴道和双侧卵巢。

3. 膀胱癌会对日常生活造成哪些影响

罹患膀胱癌之后，很多患者担心自己的日常生活会受到很严重的影响。

其实，各位患者朋友们大可放心，因为现在接近 70% 的膀胱癌患者是不需要切除膀胱的。对于这部分患者而言，手术之后可以很快恢复正常的日常生活，并不会受到特别的影响。而至于剩下的 30% 患者，因病情原因，可能需要将膀胱全部切除。进行这种手术之后，医生会对患者进行"尿流改道"手术，来永久改变患者的排尿方式。真正会对日常生活造成影响的，主要是这一部分患者。

目前最常见的尿流改道方式是回肠通道术，在患者的肚子上，做一个很小的回肠乳头，之后在皮肤上贴一个"尿袋"，尿液通过回肠造口排出体外，通过这个"尿袋"进行收集。对于这种排尿方式，有一些患者最初会感到很不习惯，有些患者刚开始从心理上无法接受，非常抗拒。笔者接触过很多这样的患者。其实，通过一段时间的熟悉，患者基本上都能够完全适应它的存在。平时穿一些宽松的衣物，在体表上完全看不出造口的痕迹，可以进行各项日常活动。而且，还有一个好消息，现在原位新膀胱技术已经非常成熟。原位膀胱，说得简单一些，就是利用我们人体的肠管，在体内缝合出一个全新的"储尿囊"，替代原来膀胱的功能。也有患者将其称为"人造膀胱"。病情允许的患者可以采取这项术式，如果锻炼得当，术后可以获得和正常人几乎一样的排尿体验！

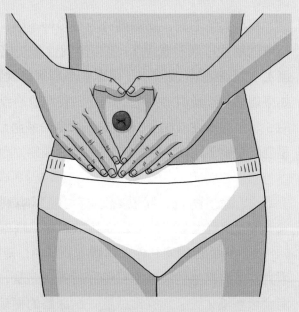

图 7 回肠通道术后腹壁回肠造口

4. 得了膀胱癌，整个人心态彻底崩溃了，怎么办

膀胱癌的治疗手段近年来发展迅速，疗效也有了长足的进步。但即便是治疗手段已经非常发达的今天，患者还是难免会对这一疾病感到恐惧。不仅患者自己，患者的家人也会经常有同样的恐惧感。

　　受这些负面情绪的影响，患者很难以一个正确的心态开始接受膀胱癌的治疗。这些负面情绪，主要还是源于对膀胱癌这一疾病缺少了解。随着与医生逐步地交流，患者只有在对膀胱癌有一个更加清晰、科学、客观的认识之后，才能够开始正确地面对这个疾病。医生在面对患者时，除了进行躯体上的治疗，进行心理上的引导同样重要。医生应当尽最大努力在心理上对患者予以疏导，帮助患者缓解这些负面情绪，从而使患者在选择治疗方案的时候，能够更加理性地做出决定。

5. 得了膀胱癌，是否应当告诉患者本人呢

　　得了恶性肿瘤之后，家人往往都要瞒着患者，患者的家属自始至终都把患者蒙在鼓里，还要求医生配合一起"演戏"。他们担心，一旦不小心给患者透露了"真相"，会影响患者的心态，影响治疗效果。针对这种情况，其实还是主张尽量告诉患者真相的。很多患者，因为自己不知道病情真相，在配合治疗的时候就会有很大的阻力。比如，一个不知道自己真实病情的人，可能根本无法接受膀胱全切手术之后肚子上挂个尿袋子，也不可能接受各种放疗、化疗。也有很多患者，知道自己的病情之后，反而能够更加坦然地面对疾病，积极、有序地接受各种治疗，治疗效果其实更加理想。当然，每个家庭有每个家庭自己的情况，不能够一概而论。但至少在膀胱癌这种疾病上，医生建议尽量要积极和患者沟通，千万不要因为害怕患者担心，就瞒着患者。对于罹患癌症的患者而言，家人、朋友的帮助，有的时候真的非常重要。如果有家人在身旁支持，开诚布公地一起讨论病情，有时候他们心情会好很多，治疗也会更加顺利。

6. 多和病友交流，积极参与社会活动，保有自己的爱好

　　和其他膀胱癌的患者交流也是个不错的选择。尤其是有很多治疗很成功的病例，从他们的身上，能够汲取更大的信心面对疾病的挑战。因为很多膀胱癌患者治疗效果都很好，很多都是有十几年治疗经验的老患者，基本上，他们会很乐于分享自己的诊治经历。看到他们经过治疗获得康复，恢复正常生活，对初次罹患膀胱癌的新患者而言，是一种莫大的鼓励。

　　即便患者得了膀胱癌，也应当积极地参与社交活动，不要把自己封闭起来。一些膀胱全切的患者，肚子上挂上了造口袋之后，变得孤僻，变得不愿意与人交流，变得内向。实际上，永久性尿流改道除了躯体上的影响，确实也会对患者产

生一定程度的心理影响。对于这类患者，建议他们加强与其他人的交流。因为人与人的交流和参与社会活动，能够在很大程度上缓解患者的压力。对于还没有完全脱离工作岗位的患者朋友，希望他们不要因此彻底放弃工作，在力所能及的范围内，仍然可以继续工作。因为坚持上班能够很有效地转移注意力，使患者不用整天忧心忡忡，能够有效地减轻疾病压力。对于一些热爱户外活动、旅游，或者有其他个人爱好的老年人，也特别鼓励他们不要放弃自己的爱好，坚持下去，以美好的心情面对每一天。

有一位膀胱癌的患者，在得知自己得了膀胱癌之后，积极接受了治疗，之后利用几年的时间游历了世界上几十个国家、地区（包括南极洲），每次来复查都会给医生讲述他的旅行经历。医生深受感触，也把他的故事讲给了其他患者听，很多患者也受到了鼓舞，以更加乐观的心态去面对膀胱癌。

7. 正确看待网络和社交媒体上的信息

在互联网上，如果以"膀胱癌"作为关键词进行检索，能够检索出上万条信息。而且，各种信息质量良莠不齐。其中，不乏宣传各种"抗癌"明星食品或者各种保健品的"软文"，都宣称产品有"抗癌"神效，不少"网红"产品，甚至说能够彻底治愈癌症。随着自媒体越来越泛滥，这类信息越来越多，没有医学背景的患者朋友求医心切，往往会不假思索就开始购买、使用。在这里，提醒各位患者朋友，目前这些保健品的效果大多缺乏科学的结果予以证实。各位在使用过程中应当予以甄别，对于没有正规销售渠道的产品应当果断拒绝（现在的微商群体中充斥着大量这类商品）。如果有不确定之处，可以和自己的主诊医生多多沟通。

如何看待"互联网"和"社交软件"上的海量信息呢？现在是自媒体时代，互联网上的内容良莠不齐。一些知名的大型医学网站，有专门的医学编辑来保证其内容的科学性，这类内容鼓励患者多去阅读。但国内也有一些网站，经常发布一些为博眼球而刻意夸大的内容，作者可能是完全不懂任何医学专业知识的网络写手，他们写作的目的，绝对不是促进患者健康，而是刷更高的流量。这类内容现在充斥互联网，有一些甚至以诈取患者金钱为目的，对患者有害无益。各种患者微信群、QQ群也是龙蛇混杂，不排除有一些心术不良的人士，混到患者群里，纯粹是出于私利发布一些信息。比如，很多患者朋友会在群内看到各种各样的"最新研究成果"，甚至经常有人在群内发布消息，宣称某国外先进技术，已经彻底攻克肿瘤难关云云。这种信息基本上来源都不太可靠。经常会有患者咨询这一类的问题，其内容经常让医生哭笑不得。医生鼓励患者之间多进行交流，但对于这种来源不明的信息，一定要先咨询专业人士，不要盲目听信。

（郝瀚　李学松）

（四）为什么会得膀胱癌

1. 哪些食物和药物容易导致膀胱癌

大量摄入脂肪、胆固醇、油煎食物、红肉和抗氧化剂补充剂可能增加膀胱癌的发病危险，大量食用果蔬可降低膀胱癌的风险，但效果不明显，额外补充维生素 A、维生素 D、维生素 E 和硒等和膀胱癌的发生没有明显的相关性。

某些药物与膀胱癌的发病有关。西方国家研究报道较多的是非那西丁、环磷酰胺等，它们均可增加患膀胱癌的危险性。异烟肼作为可疑膀胱致癌物，亦见有报道。

2. 过量饮茶和咖啡会导致膀胱癌吗

西方国家多饮红茶，有关饮茶与膀胱癌关系的流行病学研究有不少报道，大多未能发现饮茶对膀胱癌的保护作用。绿茶主要在一些亚洲国家消费，实验证实绿茶及其组分茶多酚在肿瘤形成的各个阶段都有预防和抑制作用，但有关绿茶与膀胱癌关系的流行病学研究结果很少。台湾地区开展过一项病例对照研究，结果表明当调整吸烟等因素后，饮茶可能会增加患膀胱癌的危险。需要注意的是，由于茶的种类、制作工艺以及个体的饮茶习惯和方式等千差万别，很难判断饮茶会不会影响膀胱癌的发生。

动物致癌实验中没有证据证明咖啡本身对癌症有任何启动或者促进的作用，也未见到咖啡因有促进大鼠膀胱癌生成的作用。而有关的流行病学研究结果提示：大量饮用咖啡可能增加膀胱癌的危险性，但如每天少于 5 杯，很可能与膀胱癌危险性不相关。

3. 哪些职业性接触可能导致膀胱癌

常见的致病危险因素为长期接触工业化学产品，职业因素是最早获知的膀胱癌致病危险因素，大约 20% 的膀胱癌是由职业因素引起的。实验研究证明，联苯胺和 β- 萘胺等染料中间体，用于塑料或橡胶工业的氨基联苯等都是强致癌物，多环芳烃也被确认与膀胱癌有关，接触芳香胺的职业人群，具有发生膀胱癌的特异危险。相关职业较多，包括颜料、橡胶和电线制造，纤维印染和印刷，石油煤气业，专业染料和焦油沥青业，塑料、油漆、皮革、制药行业，汽车驾驶，器械操纵和维修，铝还原工业等。2009 年以来，我国进行了系列职业性膀胱癌流行病学调查，发现膀胱癌与职业暴露的联系大于与吸烟的联系。如在上海，膀胱癌的主要发病原因是职业暴露，尤其是在染料生产的前过程暴露于联苯胺，而与接触联苯胺衍生染料无关。职业性膀胱癌的发病危险随暴露年限的增加而增加，随首次暴露年龄的增加而降低，而与停止暴露后经过的年限长短无关，符合化学原因致癌的"启动 - 促进二阶段学说"中的早期"启动、诱癌"模式。

流行病学研究表明：因宫颈癌、卵巢癌和子宫肌瘤等疾病接受放射线治疗的患者患膀胱癌的危险性增加 2~4 倍，且与放射量和照射时间有关。接受含碘 -131 标记物甲状腺制剂治疗的妇女发生膀胱癌的危险性增加 3 倍。有学者研究认为商业人士和行政人员、男性的电工和电子工业人员有膀胱癌倾向；农民、园艺工人、教师、林业工人等职业的膀胱癌发病率较低。

4. 为什么男性和女性患膀胱癌的比例不一样

美国 2020 年统计的癌症数据显示，2020 年整个美国新发膀胱癌病例为 81 400 例，其中男性 62 100 例，女性 19 300 例；死亡 17 980 例，其中男性 13 050 例，女性 4 930 例。膀胱癌占到男性全部恶性肿瘤的 7%，仅次于前列腺癌、肺癌及结直肠癌，排名第 4；女性的膀胱癌则占全部女性恶性肿瘤的 10 名以外。中国的膀胱癌发病率要低于西方国家，2022 年统计，在我国男性当中，每 10 万人有 5.71 人新发膀胱癌，膀胱癌在男性全部恶性肿瘤中排第 8 位，在女性全部恶性肿瘤中则排在 10 名之外，男女发病率比约为 3 ∶ 1。

男性膀胱癌发病率高于女性不能完全解释为吸烟习惯和职业因素，性激素可能是导致这一结果的重要原因。有研究发现，雄激素和雌激素对膀胱组织的基因表达有影响，雄激素可以刺激膀胱黏膜细胞中的致癌基因的表达，从而增加患膀胱癌的风险。

5. 长时间憋尿会导致膀胱癌吗

日常生活中，很多医生会嘱咐患者多饮水来降低膀胱癌发生或者复发的风险，这是有一定根据的。从膀胱癌的常见致病因素中我们很容易得出这样的结论，膀胱中一些致癌物的浓度很可能与膀胱癌的发生呈正相关性，因此，降低这些致癌物的方法可能也会减少膀胱癌的发生可能。针对于此，全球的医务工作者们做了很多研究，有一些研究认为多饮水可能会通过稀释致癌物与尿路上皮的接触并促进更频繁的排尿来降低发病率。但目前尚没有明确的证据证实憋尿会导致膀胱癌。由于憋尿会导致下腹胀痛、膀胱功能损坏等，所以还是尽量不要憋尿。

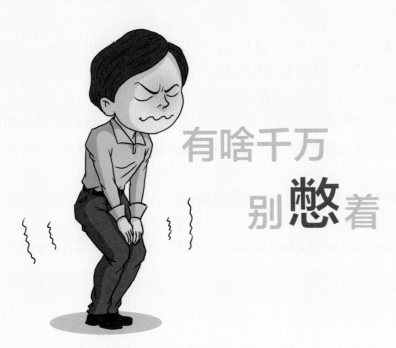

图 8　有尿不要憋

6. 膀胱癌会遗传吗

与所有恶性肿瘤一样，正常膀胱细胞的恶变开始于细胞 DNA 的改变。流行病学证据表明化学致癌物是膀胱癌的主要致病因素，尤其是芳香化合物，如 2- 萘胺、4- 氨基联苯，广泛存在于烟草和各种化学工业中。烟草代谢产物经尿液排出体外，尿液中的致癌物诱导膀胱上皮细胞恶变。目前大多数膀胱癌病因学研究集中在癌基因突变，与膀胱癌相关的癌基因包括 *HER-2*、*HRAS*、*Bcl-2*、*FGFR3*、*c-mye*、*MDM2+MDM4*、*MSH2*、*APEI*、*GTSEI* 等。值得注意的一个致癌因素是马兜铃酸，它可能与肾皮质或尿路上皮细胞 DNA 结合，诱使 *7P53*、*FGFR3*、*HRAS* 等基因发生倒位或移码突变。膀胱癌发生的另外一个重要分子机制是编码调节细胞生长、DNA 修复或凋亡的蛋白抑制基因失活，使 DNA 受损的细胞不发生凋亡，导致细胞生长失控。研究发现：含有 *p53*、*Rb*、*p21* 抑癌基因的 17、13、9 号染色体的缺失或杂合性丢失与膀胱癌的发生发展密切相关。而且，*p53*、*Rb* 的突变或失活也与膀胱癌侵袭力及预后密切相关。近年来，*SYK*、*CAGE-7* 等基因的超甲基化被认为与膀胱癌的进展相关，*WDR5*、*hnRNPK* 和部分 miRNA 的上调可能增强膀胱癌细胞对顺铂的化学抗性。此外，膀胱癌的发生还包括编码生长因子或其受体的正常基因的扩增或过表达，如 *EGEF*、*MMP-9* 或 *FN1* 过表达可增加膀胱癌的侵袭力及转移部分基因参与体内致癌物的活化和解毒，如 *NAT2*、*GSTM* 和 *SL14A* 等基因发生突变后可导致与尿路上皮细胞接触的尿液中致癌物浓度发生变化，从而导致膀胱癌的发生。

尿路上皮肿瘤具有时间和空间的多中心性，上尿路尿路上皮肿瘤的病史是膀胱尿路上皮癌的重要危险因素，研究表明，上尿路尿路上皮癌治疗后出现膀胱癌的风险累计达 15%~50%。目前全基因组关联分析（GWAS）研究证实了一些单核苷酸多态性（SNP）与膀胱癌的发生密切相关，如 POLB（rs7832529）、OGG1（rs6809452）、XPC（rs2607734）与中国人的膀胱癌风险之间存在关联，具有种族异质性；XRCC6（rs2284082）与吸烟有关联，这些基因将来有可能成为可预测发病风险的指标；*IOGAP3*、*ABCGI* 等基因在膀胱癌组织中高表达，可能作为潜在的判断预后的标志物和治疗靶点。

总之，膀胱癌和其他恶性肿瘤一样，都可能有相应的基因突变，有一定的遗传倾向。但这种遗传倾向导致个体患者膀胱癌发生的比重如何，会不会一定导致膀胱癌遗传给下一代，目前并没有有力可靠的证据。但在临床上，对于家族中有聚集发病的膀胱癌患者，医生会建议家族成员筛查某些可能致病的基因突变。

7. 吸烟是膀胱癌的诱发因素吗

膀胱癌的发生是复杂、多因素、多步骤的病理变化过程，既受内在的遗传因素影响，又受外在的环境因素影响。

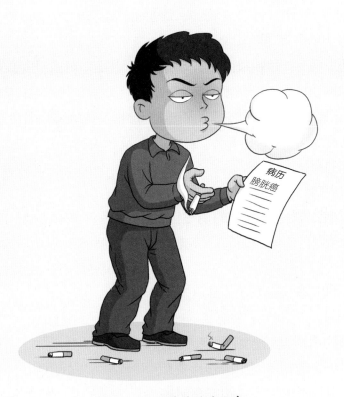

图 9　吸烟可能导致膀胱癌

　　第一个也是最重要的原因是吸烟。香烟中的有害物质非常多，特别是尼古丁等，这些化学物质进入人体之后，会在无形之中增加膀胱癌的风险。吸烟的时间越长、吸入的量越大，膀胱癌的发生概率越高。吸烟是目前为止最为肯定的膀胱癌致病危险因素，大约 50% 的膀胱癌是由吸烟引起的。吸烟可以使膀胱癌的发生率增加 2~3 倍，且与吸烟强度和时间成正比。每天吸烟量达到 15 支（或 50 包 / 年）时，继续增加吸烟强度不再明显提升膀胱癌的发病风险，可能由于吸烟者血液中多环芳烃和 4- 氨基联苯含量在此时达到稳定水平。同时戒烟后发病风险不会立刻降低，距诊断超过 20 年前戒烟者风险明显降低，但即使超过 20 年风险仍然增加了 50%。

　　研究表明，过往吸烟比正在吸烟者的致病风险低 30%~60%。长期大量吸纸烟会增加膀胱癌的危险性，而其他几种吸烟形式与膀胱癌的关系证据不足，吸雪茄、用烟斗吸烟、被动吸烟可能会增加膀胱癌的危险性。不论是烤烟还是晾晒烟，吸烟者血中氨基联苯 - 血红蛋白络合物同吸烟量呈剂量 - 反应关系。过滤嘴烟在烤烟和晾晒烟中的情形不一样，烤烟和晾晒烟的区别可能是芳香胺的含量出现差别，芳香胺在烤烟中的含量是晾晒烟的 2~5 倍，特别是氨基联苯胺的含量。在香烟中的芳香胺中还发现有一种强致突变剂 2- 氨基 -7- 萘酚，可能引发 DNA 的突变。用免疫组化方法对 109 例 *p53* 基因的突变情况进行分析，分析结果表明：41% 病例 *p53*（+），每天吸烟量同 *p53* 的突变存在显著的相关，每天吸烟在 1~2 包和每天 2 包以上的 *OR* 分别达到 2.3 和 8.4，存在剂量 - 反应关系。结论是吸烟与膀胱癌的发生有较明确关联。

8. 长时间饮酒是膀胱癌的诱发因素吗

饮酒情况与膀胱癌的关系常被否定，但一些研究显示了饮酒增加膀胱癌危险性的证据。据报道：男、女性饮酒者患膀胱癌的危险性分别为 2.1 和 3.4，男性每天超量饮酒患膀胱癌的危险性为 4.5。

9. 不同的水质是膀胱癌的诱发因素吗

水质在膀胱癌病因中的作用曾经引起不少学者的关注。生态学研究发现，一些饮用水中富含砷的地区膀胱癌的发病率明显升高，病例对照研究也证实了两者的关系。流行病学研究还提示饮用水加氯消毒及其副产物暴露与膀胱癌的发生和死亡有关。我国重庆的一项病例对照研究结果表明：长期饮用氯消毒水以及其他途径接触（如洗碗、洗澡等）氯消毒水均与膀胱癌发生有一定关系，危险性随每天饮水量及饮用年限增加而增大。

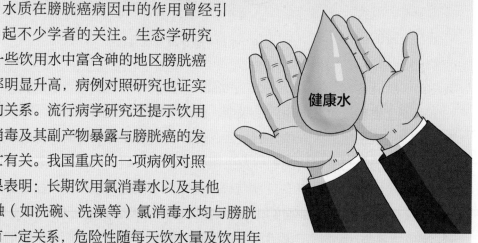

图 10　常饮健康水

10. 哪些疾病可以诱发膀胱癌

膀胱癌可能的致病因素包括慢性感染（细菌、血吸虫及人乳头瘤病毒感染等）、应用化疗药物环磷酰胺、应用治疗 2 型糖尿病药物吡格列酮、盆腔放疗史、长期饮用砷含量高的水或砷污染及染发。血吸虫病引起的慢性膀胱炎容易诱发肌层浸润性膀胱癌，主要见于鳞状细胞癌（简称"鳞癌"）和腺癌。埃及血吸虫病的流行地区，膀胱癌的发病率明显增加，其中 70% 以上是鳞癌；而在我国，鳞癌仅占 6%。

泌尿系统疾病与膀胱癌的发生有一定的关系。慢性尿路感染、残余尿及长期异物刺激（留置导尿管、结石）与之关系密切。多项病例对照研究结果表明，既往有泌尿系统感染病史的患者，膀胱癌的发病率高于一般人群，所发生的膀胱癌以鳞癌为主，而良性前列腺增生等疾病引起的尿潴留，也可能是膀胱癌的诱因，这种膀胱癌多为移行细胞癌。

欧洲巴尔干地区的"巴尔干肾病"也可能和膀胱癌的发病有关。前南斯拉夫和保加利亚均是具有高危险肾病的地区，同时膀胱癌也呈地方性高发。

11. 经常染发是膀胱癌的高危因素吗

人们在工业生产中对芳香胺类的暴露是第一个被认识的膀胱癌原因。

在美国和其他一些发达国家，含这些物质的染料已受政府严格控制几十年，如今这类染料对西方国家膀胱癌人口的增加影响很小。染发剂的使用是暴露于芳香胺类的潜在来源已被认识。多个队列和病例对照研究发现，对染发剂有职业暴露的理发师、染发师患膀胱癌的危险增加。但个人使用染发剂与膀胱癌的关系尚有争论。据几个大样本的病例对照和队列研究结果，没有发现个人使用染发剂与膀胱癌的关系，但通过控制混杂因素后，回归分析显示染发剂使用与膀胱癌有关。发现女性使用染发剂会提高膀胱癌危险，而男性则不会，并且应重视染发剂第一次使用年龄、频率和第一次使用后持续的时间。有观点认为染发剂中的芳香胺类是致癌物，并且女性染发易患膀胱癌的原因可能是女性比男性更易使芳香胺类活化。N- 乙酰基转移酶 2（NAT2）慢乙酰化患者，单一使用永久性染发剂与膀胱癌危险 RR 为 2.9；NAT2 快乙酰化患者的 RR 为 1.3，频率、周期和剂量 - 反应关系与 NAT2 慢乙酰化正相关，而在 NAT2 快乙酰化患者中没有这种关系。2013 年搜索各种相关研究资料，建立数据库，并手工检查参考目录中的原著、综述和专论，综合调查显示曾经使用染发剂与膀胱癌的 RR 为 1.01，与之前研究结果不一致。由于染发剂使用的流行，进一步的研究需要明确特殊的颜色和染发类型对个人易感性的可能作用。

（张勇）

（五）如何预防膀胱癌

1. 多喝水可以预防膀胱癌吗

日常生活中，很多医生会嘱咐患者多饮水来降低膀胱癌发生或者复发的风险，这是有一定根据的。从膀胱癌的常见致病因素中我们很容易得出这样的结论，膀胱中一些致癌物的浓度很可能与膀胱癌的发生呈正相关性，因此，降低这些致癌物的方法可能也会减少膀胱癌的发生可能。针对于此，全球的医务工作者们做出了很多研究，有一些研究认为较高水平的水合作用可能通过稀释与尿路上皮接触的致癌物并促进更频繁的排尿来降低发病率，但目前尚无明确结果。但在临床工作中，很多有经验的医生会根据自己既往的经验建议患者适量多饮水，至少目前来说，这种建议还是很有意义的，未来会有怎样的研究成果尚不得知。

美国哈佛大学公布了一项历经 10 年、涉及 47 909 名 75 岁男子的研究结果，发现多喝水（每天 6~10 杯）能有效降低得膀胱癌的危险。本项研究从 1988 年开始，探讨了 22 种不同的液体，包括水、茶、果汁、啤酒等。结果是，只要是多喝液体，不管是水，还是饮料，都能把在美国发病率居第四位的膀胱癌的危险降低一半。因为饮水量的多少直接影响膀胱内尿液的浓度，对膀胱癌的发生有重要影响。饮水量少者膀胱中的尿液必然减少，而致癌物从肾脏排泄到膀胱后在尿液中的浓度也相应地较高，这些高浓度的致癌物会对膀胱黏膜造成强烈的刺激。同时饮水量少者排尿间隔时间必然延长，这就给细菌（如大肠埃希菌）在膀胱内的繁殖创造了有利条件，发生膀胱癌者多数是平时不喜欢饮水饮茶的人。多喝水，及时排尿，使尿液中的细菌和致癌物相对减少，可以减少致癌物对膀胱黏膜的刺激和损伤。

专家们建议，虽然喝足够量的各种液体都有降低患膀胱癌的危险，但还是以喝水为好，每天喝 10 杯以上的白开水，并没有什么副作用，但却获益匪浅，这又何乐而不为。而且要勤排尿，不要"憋尿"，这样才能起到预防膀胱癌的作用。

2. 戒烟可以预防膀胱癌吗

很多患者会问，戒烟能降低膀胱癌的发生率吗？戒烟当然可以预防膀胱癌的发生。目前研究结果显示，饮酒情况和膀胱癌的发病率没有统计学上的显著关联。吸烟是目前最为肯定的膀胱癌致病危险因素，约 50% 的膀胱癌由吸烟引起。如果吸烟指数达到 600（每天吸烟支数 × 吸烟年限），就达到诱发膀胱癌的危险水平。然而戒烟后膀胱癌的发病风险不会立刻降低，戒烟超过 20 年患膀胱癌的风险明显降低，但即使戒烟超过 20 年，患膀胱癌的风险仍比不吸烟增加 50%。膀胱癌跟生活习惯有很大关系，特别是吸烟的患者一定要戒烟，戒烟越早，患膀胱肿瘤或者复发的概率越低，要比戒烟晚的患者低很多。如果平时不吸烟，生活环境当中要尽可能避免接触到二手烟。研究表明，香烟中含有尼古丁、焦油等致癌物，吸烟多的人尿液中致癌物浓度较高。养成良好的生活习惯，戒烟限酒。世界卫生组织预言，若是人们都不再吸烟，5 年以后，世界上的癌症将削减 1/3，还要不酗酒。烟和酒是极酸的酸性物质，持久吸烟喝酒的人，极易导致酸性体质。所以为了预防出现膀胱癌，就要积极戒烟，要了解吸烟的危害。从生活习惯开始改变，慢慢地停止吸烟能够让身体处于一种健康的状态，而且也能够减少膀胱癌的出现。

3. 吃什么可以预防膀胱癌呢

优化饮食结构：饮食宜以清淡、易消化、低热量、富含营养为主，避免长期饮用砷含量高的水或食用砷污染的食物，避免大量摄入脂肪、胆固醇、油煎食物、红肉和抗氧化剂，忌吃辛辣刺激性食物，戒除不良生活习惯，可减少致癌物的摄入机会。我们应该坚持科学的饮食习惯，多吃新鲜蔬菜和水果。新鲜蔬菜和水果富含维生素和微量元素，能分解体内的致癌物——亚硝胺。平常多食清利膀胱的食物，如豆浆、绿茶、水果、蔬菜等。摄入肉类应避免过量，因为肉类在体内代谢过程中会产生类似苯胺和联苯胺的物质。不要过量地吃咸而辣的食物，不吃过热、过冷、过期及变质的食物；年老体弱或有某种疾病遗传基因者酌情吃一些防癌食物和含碱量高的碱性食物。正常均衡饮食的同时不需要额外补充维生素 A、维生素 D、维生素 E 和硒等。

4. 保持良好的心情可以预防膀胱癌吗

保持良好的心情当然可以预防膀胱癌。建议养成良好的生活习惯，以健康的心态应对压力，不要过度萎靡。远离不良的心理压力，还要做到劳逸结合，切记不可以过度疲劳。调整心态，良好的心态是非常重要的，压力过大会导致人体的代谢紊乱，免疫力降低，疾病乘虚而入。增强人体的免疫功能。现在人的生活压力是极大的，所以就需要学会休息，不要经常性地熬夜，多参加体育锻炼。平时多参加体育锻炼，可以增强体质，提高机体免疫力，防止膀胱肿瘤

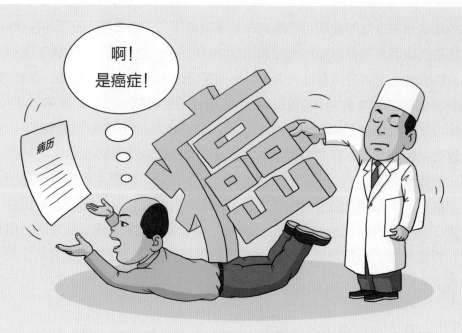

图 11　保持良好的心态

的发生。同时，为了更好地预防癌症疾病的发生，在日常生活中要关爱身边的人，用心营造一个舒适愉悦的环境。

5. 患膀胱结石、膀胱炎的患者该怎么预防膀胱癌呢

研究表明膀胱长期慢性病变，如膀胱白斑病、腺性膀胱炎、膀胱结石、膀胱血吸虫病等，容易引发膀胱癌。因为慢性炎症长期刺激，增加发生肿瘤的可能性。所以发现上述疾病，须及时前往医院进行专科治疗。没有上述疾病的人平日里也要注意保养，防止膀胱结石、膀胱感染等膀胱的疾病产生，不给膀胱提供发生癌变的机会。这也是预防膀胱癌有效的方法之一。

6. 长期从事印刷工作需要预防膀胱癌吗

长期从事印刷工作当然需要预防膀胱癌！有些特殊的职业，流行病学的调查数据表明，膀胱癌的发病率比其他一些职业要高。由于工作的需要，一些工人长期与致癌物接触，这样患膀胱癌的概率就会增加 20% 左右，比如染料工人、印刷工人、制鞋工人和卡车司机等。虽然需要很长时间这些致癌物产生的影响才能表现出来，但是它们的风险还是非常大的。像这些危险的化学物质染料、

油漆、墨水和人造皮革中所含的芳香胺物质比较多，而芳香胺是导致膀胱癌的主要致癌物之一。据资料介绍，芳香胺类的化学品、橡胶、皮革、印刷材料、纺织品和油漆含有引起膀胱癌的化学物质，染发剂也是患膀胱癌的一个危险因素，因此，要针对病因采取预防措施。平时生活中如果从事化学物质相关的工作，那么就要做好预防。工作期间尽可能穿防护服，能够减少皮肤化学物质直接接触的次数；改善染料、橡胶、皮革等工业的生产条件；尽量避免接触这些化学物，做好日常防护措施，并要定期做相关职业病检查，了解相关化学物质在体内的含量。

对于非特殊工种的群众来说，要远离有害化学物质。有些化学物质能够让身体处于一种危害的状态，比较严重的会产生致癌的情况。像一些造纸厂、燃料厂、皮革厂和鞋厂中的有害化学物质都会影响人体的健康，所以在生活中要尽量远离。

7. 还有什么办法能有效预防膀胱癌呢

根据世界卫生组织推荐的预防方式，膀胱癌的三级预防具体方法如下。

一级预防：去除病因，避免膀胱癌的危险因素，包括吸烟、职业暴露、慢性感染、不良饮食习惯等；二级预防：早发现、早诊断、早治疗，一旦发现膀胱癌相关症状，及时就医；三级预防：综合治疗，减少并发症的发生，改善患者生活质量，提高生存率。

对于普通大众来说，一定要注意增强自我防护意识，如果发现身体有任何异常征象，比如血尿、尿频、尿急、尿痛等，应提高警惕，及时到医院检查。定期筛查，有上述膀胱癌病因行为的人，都属于膀胱癌的高危人群，这些人群最好定期到医院去检查，因为体检是发现身体异常最直接有效的方法。开展群众性的普查工作，尤其对高发人群的普查。高度重视血尿患者的密切随访，尤其对40岁以上的男性不明原因的肉眼血尿，原则上要采取严格的措施，包括膀胱镜检查等手段进行膀胱肿瘤的筛查。

8. 有药物可以预防膀胱癌吗

临床上暂时没有药物可以有效预防膀胱癌，而且癌症的发生和发展具有一定偶然性。多种危险因素并不意味着就一定会得膀胱癌，没有危险因素也并不代表就可以高枕无忧。有些商家或者不法分子为了业绩而夸大甚至凭空捏造药效，兜售未经过国家许可的药物，大家切不可因为恐惧而上当受骗。且不说药物是否有效，有些药物甚至有一定的致癌风险。研究表明，如果长期服用药物，也可能会产生膀胱癌。这些药物主要是一些镇痛的药物，所以在生活中当出现比较剧烈的疼痛时，应该及时去医院，尽量少服用一些止痛药。止痛药中含有的成分，长期服用对于身体伤害比较大，另外也会加重膀胱炎的症状。比如，长期应用镇痛药物非那西丁或者免疫抑制剂环孢素 A、环磷酰胺等可增加膀胱肿瘤的风险，所以尽可能避免用这些药物进行治疗，可以改用同类中副作用较小的药物。临床医生在工作中也需要注意药物的使用和选择，依据患者的情况选择合适的药物。

9. 膀胱肿瘤术后如何预防复发

大部分膀胱肿瘤电切术后的患者都比较关注这个问题。术后复发的概率大不大？如何降低膀胱肿瘤复发的概率？

膀胱肿瘤的特点是恶性程度较低，但复发率较高。有报道指出，对于非肌层浸润性膀胱肿瘤，5 年复发率可以达到 50%。所以对于膀胱电切手术后的患者，复发率是比较高的，包括近期复发和远期复发。近期复发主要是局部复发，而远期复发可能就是其他部位的复发。而对于全膀胱手术的患者，术后可能的复发，如淋巴结转移，以及肺部、肝脏、肾上腺的转移，都属于远期复发。可能和手术时患者分期已经偏晚有一定的关系。膀胱癌术后复发最常见的部位，近处主要是局部淋巴结，远处是肺、肝、骨等。如果局部淋巴结转移或邻近组织受到侵犯，患者可能有下腹部不适或疼痛，而保留膀胱的患者，复发的迹象有血尿、小便过频、排尿疼痛，有的人还有排尿困难或尿潴留。由于患有尿路感染、尿路结石等疾病，也可能出现上述症状，所以手术后出现不适或血尿，并不一定就是膀胱癌复发，只有作进一步检查后，才能证实膀胱癌是否有局部复发或转移。总之，膀胱肿瘤复发在临床上还是比较常见的。那么，如何能够预防膀胱癌的复发呢？

最为重要的就是中危和高危非肌层浸润性膀胱癌患者在术后即刻膀胱灌注化疗后，均应当接受后续灌注治疗，以降低肿瘤复发风险。中危非肌层浸润性膀胱癌推荐术后维持膀胱灌注化疗，也可选择膀胱灌注免疫治疗；高危非肌层浸润性膀胱癌建议术后膀胱灌注免疫治疗，也可选择术后维持膀胱灌注化疗。目前不推荐持续 1 年以上的膀胱灌注化疗。建议灌注方案包括：早期灌注，术后 4~8 周，每周 1 次膀胱灌注；之后维持灌注，每个月 1 次，维持 6~12 个月。

在非肌层浸润性膀胱癌的复查过程中，定期复查膀胱镜，检查过程中发现异常应该行活检及病理检查。术后 3 个月时行第一次膀胱镜检查，但如果存在手术切除不完全、肿瘤发展迅速可适当提前。高危患者推荐前 2 年每 3 个月行 1 次膀胱镜检查，第 3 年开始每 6 个月 1 次，第 5 年开始每年 1 次直到终身；低危患者如第一次膀胱镜检查阴性，建议术后 1 年时行第二次膀胱镜检查，之后每年 1 次直到第 5 年。一旦患者出现复发，则治疗后的随访方案须重新开始。

膀胱癌术后，患者应注意膀胱癌是否复发。因此，患者术后须及时复诊，以判断肿瘤是否存在复发，若无复发症状也应及时复查。及时发现是预防肿瘤最好的方法。

最后，预防膀胱癌的复发需要患者和医生共同努力。除了遵医嘱定期治疗和检查外，保持良好的心情和乐观的心态是成功的一半。害怕、焦虑、恐慌等负面情绪不利于患者的身体健康，会使肿瘤发展迅速，使患者病情更加难以控制并且会反复发作。要保持乐观的心态，保持心情愉悦，要对自己有信心，相信自己一定会康复。良好的情绪有助于抵抗疾病，有助于预防膀胱癌的复发。适当休息，避免熬夜，加强锻炼，以提高机体免疫功能，增强体质，将癌细胞消灭在萌芽之中，有助于预防膀胱癌的复发。

（张勇）

二、临床表现与诊断

人们往往乐于用自身感受的不适和痛苦的程度，以及身体异样改变的情况，也就是专业上常说的症状，或者笼统地说是临床表现，来衡量所患疾病的轻重缓急。这个虽然不能说完全正确，但的确有一定道理。临床表现是疾病引起人们注意的最直接的方式，也是医生对疾病诊断的重要依据。膀胱癌患者有许多重要的临床表现，其中尿血最为常见，也是出现较早、最能给予人们警示的症状。除此之外，膀胱癌还有一些值得我们注意的表现和很多检查诊断方法。下面，我们就从尿血开始，来仔细地探究膀胱癌的临床表现，以及如何诊断膀胱癌。

（一）尿血，小心膀胱癌

1. 什么是尿血

尿血，顾名思义就是小便里带血，准确地说是有红细胞，专业名词其实叫"血尿"。搞明白血尿其实是一门学问，根据尿血是否能看见可以分为肉眼血尿及镜下血尿。

1L 小便里面只需有 1ml 的血，我们肉眼就能发现尿是红的，所以发现血尿不须过于紧张自己出了好多血，因为血尿里面通常含绝对比例的是尿，不是血。出血量不大时为淡红色、洗肉水样，但出血量较大时可以呈鲜红、暗红色，更严重的甚至形成血块影响排尿。

镜下血尿隐匿，必须去医院做尿检，通过显微镜或检验机器才能发现。尿液通过离心后，每个高倍镜视野中超过 3 个红细胞或者 12 小时的尿沉渣查出有超出 50 万个红细胞就能明确诊断了。所以，每次体检都有尿检项目，是否有尿血是非常重要的检查内容。

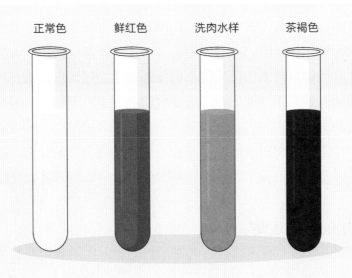

图 12　血尿的不同表现

2. 红色的尿就是血尿吗

尿出来的是红色，但红色未必是血。

譬如说血红蛋白尿，实际是混有溶解红细胞的尿液，也呈红色，但更像浓茶或酱油。这种情况是要引起注意的，往往须就医，通常考虑为溶血性疾病，常常合并有黄疸，如蚕豆病。

另外，卟啉病患者的尿液是红色，原因是含有大量卟啉，呈棕红色或葡萄酒色。这是一种罕见病，主因血细胞合成过程中缺乏一种酶，并伴有严重的腹痛、光敏感、神经精神症状。

当然，如果摄入某些药物（代谢产物为红色，如大黄、利福平、氨基比林等），或含有红色的水果蔬菜，尿液就会出现相应的色素，大可不必担心，只要停了药，不吃相应的蔬果就自然好了。

还有一些情况就是尿液被其他地方的血液污染，摆了乌龙以为是尿血。特别是女性，月经或痔疮出血污染了尿液误认为是尿血，须仔细鉴别。

3. 尿血都需要治疗吗

发现尿血当然需要引起警惕，但有种血尿健康人也会出现，叫功能性血尿或运动性血尿，大可不必惊慌。功能性血尿常见于充满活力的血性青年，剧烈运动后骤然出现一过性血尿，可以说是血气方刚的表现。确实除了尿血，就没有其他不舒服，所有血液化验、肾功能检查、影像学检查都没发现异常，对机体没有任何影响。这是因为在剧烈运动时，全身各部位血液分配进行调整影响到肾脏。因此，运动得科学，负荷量及训练强度须循序渐进，做好热身，多补充水分。所以遇到这种血尿不须担心，只要放松、休息，很快就恢复正常了，一般不会超过 3 天。

当然也存在不少出现尿血的轻微疾病，如细小的肾，输尿管、尿道结石，轻微的肾挫伤、尿道挫伤，一过性的药物性血尿，都不需要特殊的治疗。

4. 如何向医生描述血尿

一旦发生尿血，准确地描述血尿，有助于医生初步判断病情。所以患者须关注尿血的特点。

首先，要说明出现尿血前有无服用什么特别的药物、食物，有没有受寒、感冒，有无遭受外伤、剧烈运动，既往有无接受过手术等。

其次，要注意血尿是一直持续有，还是断断续续出现，出现有没有规律，如早上严重还是晚上明显。

然后，就是要仔细观察血尿的特性，是淡红色、洗肉水样，还是暗红色、鲜红色，有无血块，是排尿一开始有，还是排尿到后面才有，抑或是全程尿液都有。

还须讲述在尿血的同时有无其他不适，如畏寒、发热，恶心、呕吐，水肿，腰痛、腹痛，尿频、尿急、尿痛、排尿困难、尿液浑浊等。

当然，也要向医生告知有无肾炎、高血压等病史，有无吸烟史，接触化工产品等情况。

如果嫌描述起来麻烦，不妨尿到一个透明的矿泉水瓶或一次性杯子中，让医生用眼睛帮忙鉴定。患者也可以用手机录下尿尿的全过程，仔细负责的医生，特别是泌尿外科医生会认真观察血尿的情况，有利于病情的进一步诊疗。为避免尴尬，可以在敏感部位打上马赛克。

5. 不痛的尿血会不会更糟

绝大多数（98%）的尿血是由泌尿系统疾病引起的，少数（2%）是由全身性疾病或泌尿系统邻近器官病变导致的。因此，血尿的发生须特别关注是否存在泌尿系统的疾病。

泌尿系统由肾、输尿管、膀胱及尿道组成，以上任何一个部位出现病变或损伤导致出血，都能发生尿血。尿血时伴有腰痛、腹痛、尿痛常常提示相应的部位出现问题，也须引起警惕。

而不痛的尿血往往容易被人忽视，但确实可能提示更糟的结果，那就是狡猾的肿瘤。无痛性的血尿往往提示泌尿系统恶性肿瘤的存在，特别是年龄在40岁以上，其中以本书的主题——膀胱癌最为常见。

但话说回来，也不能以痛不痛一概而论地判断是否有肿瘤。比如说药物性的血尿不会对机体有明显刺激，可以是不痛的；晚期的泌尿系统肿瘤随着瘤体的变大和转移，出现相应器官及组织压迫症状，就可能在尿血的同时伴有疼痛。

6. 尿血是膀胱癌的重要信号

膀胱是个空腔器官，经尿道与外界相通。如膀胱内有异常变化，往往可以通过尿道表现出来。比如膀胱炎表现为尿频、尿液浑浊；膀胱出血就可表现为尿血。因此，尿血是膀胱癌并出血的重要表现，是膀胱癌最常见的症状。

80%~90%的膀胱癌患者以间歇性、无痛性肉眼血尿为首发症状。血尿可能会反复发生，延绵数月，甚至更长时间。有时血尿自行减轻或停止，易给人一种"好转"或"自愈"的错觉而耽误治疗。血尿间歇由数日到数月不等，开始时间隔较长，随着病情的进展，间隔期慢慢缩短。血尿的颜色多为洗肉水样，淡红色、深褐色不等，可以有血凝块。有些是小便初始部分带血，有些是中段有，还有些是在小便的终末部分，也可能是全程都是血尿。

当然，少量尿血——镜下血尿——是看不见的，只有做尿检的时候才能发现。长期镜下血尿无论其病因是否明确，均应视为疾病的危险信号。有研究分析提示40岁以下青年人镜下血尿，应警惕有膀胱癌发生的可能性。

膀胱癌一旦出现尿血就是晚期了吗？或者说是否血尿越厉害，膀胱癌病情越重呢？答案是否定的。膀胱癌早期就有可能出现尿血。研究表明，血尿的持续时间、严重程度与肿瘤的大小、分期、数目、形态、凶险程度并不一致。虽说尿血是膀胱癌的重要信号，但不是必有的信号，没有尿血也不代表一定没膀胱癌，定期体检才是王道。

7. 肾小球源性血尿

可以出现尿血的疾病非常多，除了上述讲到的功能性血尿或叫运动性血尿外，还有很多疾病都会出现尿血，须引起注意，进而排查及鉴别。根据血尿中出现异常形态的红细胞是否占绝对数量，可以分为肾小球源性血尿和非肾小球源性血尿两大类。首先我们来谈谈肾小球源性血尿。

肾小球源性血尿中异常形态红细胞占的比例大于 80%。这种大致可以理解为内科性血尿，换言之常常为内科性疾病导致的。主要有急性或慢性的肾小球肾炎、肾病综合征、肾盂肾炎、红斑狼疮性肾炎、IgA 肾病、多囊肾的囊肿破裂出血等。除此以外，还有一些免疫疾病，如结节性多动脉炎、皮肌炎、类风湿性关节炎、系统性硬化病等，引起肾损害。除了有尿血，尿液中常常合并有蛋白及一些肾细胞的碎片，专业名词叫"管型"。这类疾病需要在肾内科、风湿免疫专科治疗。

8. 非肾小球源性血尿

非肾小球源性血尿中异常形态红细胞占的比例小于 50%。这类血尿涵盖的疾病较为繁多，部分需要外科手段处理，部分的原因是外界因素，也有部分是自身结构或病理的因素导致的。

泌尿系统（包括肾、输尿管、膀胱、尿道）以及部分男性生殖系统（前列腺、精囊）的肿瘤如果溃疡、破裂出血，出血经过泌尿生殖道随尿液排出形成血尿。本书重点讲解的膀胱癌就属于该种情况。当然也包括肾癌、肾盂癌、输尿管癌、尿道癌、前列腺癌、精囊癌等。

泌尿系统结石是发病率很高的疾病，包括肾、输尿管、膀胱、尿道结石，往往伴有血尿，原因是结石位移对泌尿道黏膜的磨损。

泌尿道感染如急性膀胱炎、急性前列腺炎、急性精囊炎、急性尿道炎，伴有血尿的情况也不少见。泌尿系统的结核病，属于特殊类型的炎症，也有尿血的情况。

泌尿系统的外伤，常见于肾挫伤、裂伤出血。

年老男性，如有较严重的前列腺增生，增生腺体表面怒张的血管破裂出血，出现的血尿可以很严重，常常形成血块，填塞膀胱排尿不出。

有些情况是生理结构的异常，如肾静脉受压综合征（又称"胡桃夹综合征"），为左肾静脉被腹主动脉（人体最粗的动脉）和肠系膜上动脉（肠子最重要的血管）死死地夹住。还有肾下垂、肾动静脉畸形、动静脉瘘、动脉瘤、肾盂输尿管静脉曲张、肾梗死等导致血流淤滞、组织缺氧、感染、血管破裂，最后引起肾盂静脉通道出血。泌尿道的憩室、息肉、先天畸形也是尿血的因素。

泌尿道邻近器官的疾病，如急性阑尾炎、结肠癌、直肠癌，女性的急性盆腔炎或盆腔脓肿、输卵管炎、阴道炎、宫颈癌等，累及到泌尿系统也会导致出血。

使用一些药物或毒物，如松节油、苯酚（俗称"石炭酸"）、磺胺、双香豆素、肝素、化疗药物、重金属等是尿血的诱发因素。

当然，还有一些全身性疾病，如急性传染病（猩红热、流行性出血热）、血液系统疾病（血友病、白血病、血小板减少症）、心血管病（恶性高血压、心力衰竭）也会出现血尿，就不一一赘述了。

9. 出现尿血如何大致判断是什么问题

上面已提到导致尿血的疾病有很多，非常复杂。如果出现尿血，如何初判哪里出了问题，让心里有个底儿？以下内容仅供参考，最终还是得去咨询专业的医生。

尿血不合并其他症状，前面已经提到，通常考虑泌尿系统的肿瘤，如膀胱癌、肾癌、肾盂癌、输尿管癌等。有时泌尿系统结核（如肾结核）、多囊肾也会出现无症状的尿血。少数情况下，肾结石等泌尿系统结石除了尿血以外无任何症状，多为全程血尿。

尿血的同时有肾绞痛，常常考虑是输尿管结石、肾结石等。

尿血伴有排尿中断、排尿困难，常为膀胱结石、尿道结石、前列腺增生的表现。

尿血合并尿频、尿急、尿痛，考虑急性膀胱炎、尿道炎。如同时出现寒战、高热、腰痛、恶心、呕吐等症状，可能是急性肾盂肾炎、急性前列腺炎、急性精囊炎。部分膀胱癌保膀胱治疗后行膀胱药物灌注（本书后面将会提及）也可出现类似的情况。

血尿伴有腰腹部肿块，常见为晚期的泌尿系统肿瘤，如晚期肾癌、膀胱癌等。其他情况包括游走肾、异位肾、巨大的多囊肾出血、肾外伤后血肿等。

血尿合并有高血压、水肿、蛋白尿为肾小球肾炎、IgA肾病、狼疮性肾炎等肾内科、风湿免疫科等疾病的表现。

血尿伴有皮肤黏膜及其他部位出血，常见血友病、白血病、血小板减少症等。某些急性传染病（现在特别少）也会出现类似的症状。

尿血的时候，尿液呈乳糜状，多见于丝虫病、慢性肾盂肾炎等。

10. 尿频尿急须警惕

尿血是膀胱癌的最常见症状，一般也是出现最早的症状。那还有哪些征兆可能会和膀胱癌较为相关呢？

除了尿血外，尿频、尿急、尿痛，即膀胱刺激征，也是膀胱癌的一种征兆。一般情况下，正常人日间排尿次数小于 7 次，夜间因尿意觉醒排尿最多 1 次。出现膀胱病症时，日间排尿大于 8 次，夜尿大于 2 次，这就是尿频。尿急指的是出现尿意的时候就会存在一种马上要尿尿的感觉。而尿痛，就是当排尿的时候就会在膀胱部位或尿道的位置出现强烈的刺痛感或烧灼感。很多人，包括医务人员，也可能会首先认为这些是膀胱炎、尿道炎、前列腺炎等疾病的表现，按消炎处理，容易掉以轻心。其实，这些症状在膀胱癌也不少见，发生率约 10%。一方面原因是肿瘤体积引起膀胱壁的刺激症状，另一方面是膀胱癌破坏了膀胱壁的防御功能，再加上肿瘤出血、坏死导致感染发生，通常提示病情比较严重。有些患者出现上述症状的同时排出"腐肉""豆渣"样物，表示肿瘤较大、坏死，甚至是晚期可能性大，治疗效果不好。

11. 排尿费力勿耽误

一部分膀胱癌患者虽然没有明显尿血，也没有尿频、尿急，但会出现排尿费力、排尿困难，甚至排尿中断等情况。这是因为肿瘤长在膀胱的出口甚至侵犯尿道，或在出口处形成活瓣、肿瘤坏死组织脱落、肿瘤出血形成较大血块，这些因素堵塞膀胱出口，影响尿流，常常伴有滴沥、尿不尽感。有时须通过鼓肚子才能勉强排尿；严重时即便鼓肚子都无法排尿，膀胱高度充盈积满了尿液。这种情况有个专业名词——尿潴留，需要放置导尿管把膀胱内尿液放出来。年龄较大的男性患者初次就诊时，常常被误认为是前列腺增生、膀胱结石等疾病，没有给予足够的重

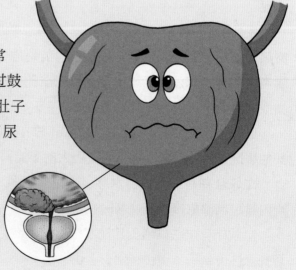

图 13 排尿费力也可能是膀胱癌

视，也没有及时地前往专科进一步检查，耽搁了病情。因此，一旦出现排尿费力等小便情况改变，建议及时检查出病因，进而有效地治疗。

12. 晚期膀胱癌有多可怕

如果膀胱癌没有及早地被发现，或是发现了没有得到有效治疗，膀胱癌继续发展，逐渐出现进展期的症状。

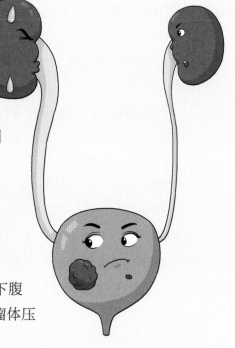

膀胱是通过两根输尿管接收并储存双侧肾脏尿液的器官。膀胱肿瘤随着范围的扩大，可以累及并堵塞输尿管的膀胱出口，从而导致相应的肾输尿管积水，造成腰痛、发热、恶心、呕吐，堵塞的时间长或双侧输尿管受累则影响肾功能，出现贫血。

随着膀胱癌的体积进一步增大，可以在下腹部触碰到坚硬的巨大瘤体，排尿后不消退，瘤体压迫周围器官组织导致腰骶部疼痛，影响肠道排空出现便秘，甚至肠梗阻，压迫下肢的静脉和淋巴管导致下肢水肿。

图 14　输尿管口膀胱癌导致肾积水

长大后的膀胱癌极易出现转移，较常见的转移部位是骨、肺、肝脏。转移到骨头常常会发生骨痛、病理性骨折。转移到肺则引起咳嗽、咳痰、恶性胸腔积液，严重者可引起呼吸困难。转移到肝脏可能出现上腹部不适、腹水、氨基转移酶（简称"转氨酶"）升高。淋巴结转移也是膀胱癌的转移方式，常见的转移部位是盆腔淋巴结，随之就是较远处的淋巴结。淋巴结逐渐增大，出现相应部位的压迫，疼痛，血液、组织液回流障碍等症状。

晚期膀胱癌和其他晚期的恶性肿瘤一样，患者进入终末期后呈恶病质状态，大致体现为极度消瘦、皮包骨头、贫血、无力、完全卧床、生活不能自理、极度痛苦，即出现全身器官衰竭的情况，只能接受对症及关怀性质的治疗。

13. 膀胱长了东西就一定是膀胱癌吗

如果体检超声检查发现膀胱里长了东西，是不是一定是膀胱癌呢？

当然，需要警惕是否得了膀胱癌，因为这个概率不小。但是膀胱里长了东西也可能有其他的问题。

如膀胱内的炎性息肉，反复的慢性膀胱炎刺激膀胱黏膜增生，形成息肉，可以考虑手术切除。

又比如是腺性膀胱炎，一种特殊类型的膀胱炎，膀胱黏膜可以长出多个滤泡，有些甚至呈"乳头状"或"草莓状"，和膀胱癌长相十分相似，必须通过活检才能鉴别。虽为良性病变，但因少许可演变为膀胱癌，仍须定期复查。

膀胱乳头状瘤是膀胱一种来源于尿路上皮的良性肿瘤，形态似水草，具有细长的蒂，有人认为是癌前病变，与早期膀胱乳头状癌难以鉴别。

膀胱结核为肾结核随尿液下行至膀胱导致的，在膀胱内形成散在的结核结节，结节可相互融合形成肉芽肿和溃疡，膀胱广泛纤维化，容量缩小，难以憋尿。患者一般都有肺结核、肾结核病史。

脐尿管癌也表现为膀胱内的肿块，脐尿管为胚胎期连接膀胱至肚脐间的尿囊残余结构，该处发生癌变即为脐尿管癌，往往位于膀胱的前壁或顶部，易向膀胱外生长。常常出现血尿，而黏液尿是其特征性的表现。脐尿管癌较为少见，但比较凶险，治疗效果不佳。

膀胱肉瘤，如横纹肌肉瘤、纤维肉瘤等罕见肿瘤，虽没有"癌"字，却是恶性程度较高的恶性肿瘤。

膀胱嗜铬细胞瘤是一种非常特殊的肿瘤，具有内分泌功能，导致难以控制的高血压。排尿时典型的阵发性高血压、心悸、多汗等症状发作是其特征性的表现。

良性前列腺增生及前列腺癌，随着前列腺增大，有可能在膀胱出口处突入膀胱，误认为膀胱长了东西。可以通过膀胱镜明确。

膀胱子宫内膜异位症也有类似膀胱癌的表现，可有血尿、尿频等症状，但是其发作与月经周期有关。近一半以上患者有宫腔的手术史。

（梅红兵）

（二）诊断膀胱癌要做哪些检查

1. 怀疑膀胱癌要做哪些检查

怀疑膀胱癌时，患者通常会有血尿。此时就有几个问题必须解答。首先是血尿的来源：肾脏？输尿管？还是膀胱？其次，如果来源是膀胱，能否确诊膀胱癌？最后，膀胱癌分期、分级如何？通俗一点地说，就是膀胱癌早、中、晚期的问题和恶性程度的问题。

为了回答这些问题就必须通过检查获取客观的证据来确定诊断。检查可以划分为这几类：尿液检查、影像学检查、内镜检查和病理学检查。尿液检查、影像学检查属于无创性检查，内镜检查属于有创性检查。按照原则是先进行无创性检查，再进行有创性检查。

尿液检查包括尿常规检查、尿脱落细胞学检查和其他检查，尿常规可以告诉我们是否真的是尿血，有没有感染，有没有尿蛋白。通过脱落细胞学检查可以知道尿液里面是否有肿瘤细胞或类似于肿瘤细胞的异型细胞。尿液来源于肾脏，它流经输尿管、膀胱和尿道。如果尿液检查发现有血尿和肿瘤细胞，此时还不能断定就是膀胱癌，还必须进行定位诊断。影像学检查就是解决定位诊断的问题。尿液检查还可以通过对膀胱肿瘤标志物的检测来作出初步的判断。

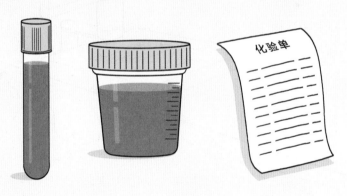

图 15 尿液检查

影像学检查包括 B 超、CT、MR、PET-CT 检查等。这些检查的主要目的是明确肿瘤的定位，即有无肿瘤、肿瘤长在哪里、有没有转移。通过影像学检查进行明确的肿瘤分期从而指导治疗。这些检查各有特点，可能单独或者联合一种或几种检查才能达到诊断目的。

内镜检查通常包括膀胱镜（软性膀胱镜或硬性膀胱镜）、输尿管镜（软性输尿管镜或硬性输尿管镜）。内镜检查就像在漆黑的巷道中打着手电筒检查一样，把尿道、膀胱和输尿管甚至肾脏看得清清楚楚。如果明显有肿瘤样的新生物，必然逃不过内镜的眼睛！同时还可以把可疑的组织取出部分做病理检查。

病理检查，就是将取出的组织作定性诊断。我们在内镜下看到的新生物究竟是不是肿瘤还是要病理说了才算。

2. 为何门诊医生将超声检查作为初筛检查

泌尿系统超声检查（俗称 B 超）具有价廉、快捷、无辐射、无创、易操作、重复性好及应用广泛等优点，所以作为膀胱癌的初筛检查手段。它可发现直径大于 5mm 的膀胱肿瘤，并可初步了解肿瘤的部位、数目、大小及浸润

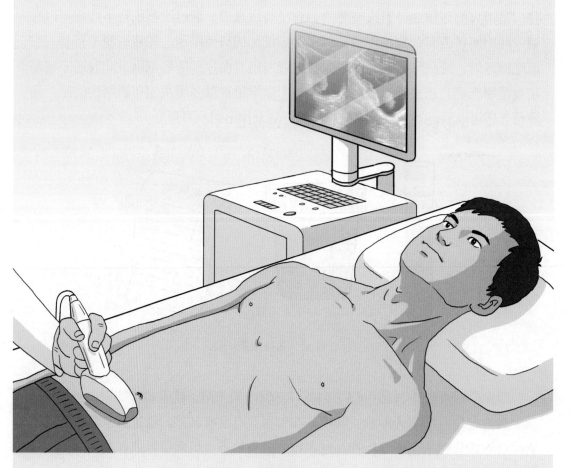

图 16　膀胱癌超声检查

深度。超声检查可通过经腹、经直肠、经尿道三种途径进行，当然最常见的超声方法为经腹部超声，诊断膀胱癌的灵敏度和特异度均较高，能够很好地提示膀胱内有没有肿瘤，而且可以同时检查肾脏、输尿管和腹部其他脏器。只有发现了膀胱内有占位，通常才考虑通过 CT、MR 等高费用的检查手段来进一步分期诊断。

3. 普通超声和超声造影有什么区别

普通超声筛查可发现膀胱占位性的病变，但是对病灶和周围组织的血流观察还是不够清晰，进而影响对肿物性质的判断。超声造影成像技术的出现弥补了这方面的不足，超声造影利用微泡造影剂，使小血管及肿瘤的营养血管显影，显示病灶和周围血流的分布，通过多角度、实时动态检查，可提高膀胱肿瘤的检出率，并有效预测膀胱肿瘤的浸润程度。

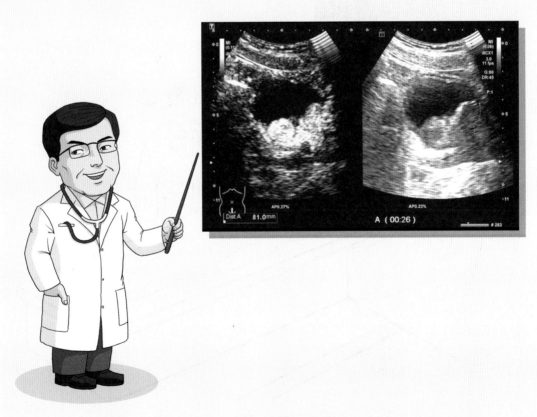

图 17　膀胱癌超声造影检查

4. 做了超声检查为何要进一步做CT检查

如果超声发现膀胱肿瘤，医生一般会建议进一步进行CT检查。前文介绍过超声检查有方便、快捷、无辐射的特点，但是也存在精确度不足，容易受到肠道气体干扰，没有办法评估有没有淋巴结或者远处转移等缺点，所以需要CT来弥补，这也是目前最为推荐的影像学检查。临床上，如果患者没有肾功能不全，最常用的是通过静脉注射造影剂的增强CT，可以更清楚地对血管进行观察以及对肿瘤进行诊断。此外，通过造影剂排泄经过肾盂-输尿管-膀胱，也可以发现肾盂或者输尿管来源的上尿路肿瘤。

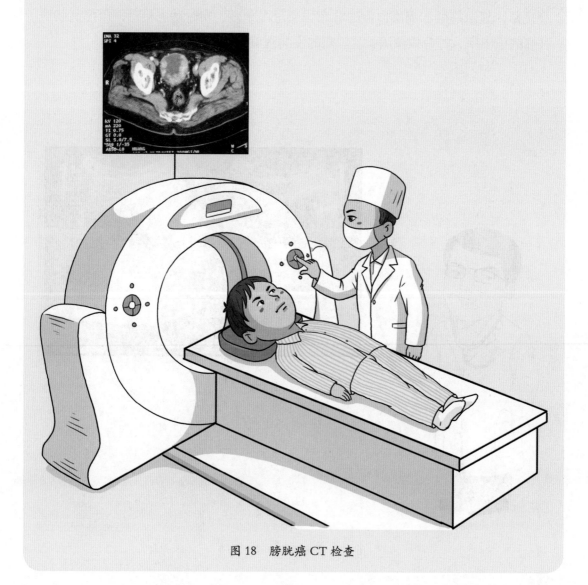

图 18　膀胱癌 CT 检查

5. 泌尿系统 CT 检查前后需要注意什么

（1）查肾功。泌尿系统 CT 检查前医生需要了解患者肾功能。用于增强 CT 的造影剂经肾脏滤过排出，肾功能不全的情况下可能对肾脏功能产生影响，严重者可导致急性肾功能衰竭。所以增强 CT 检查前医生会安排患者抽血进行肾功能检查。

（2）须憋尿。一般的常规泌尿系统检查需要患者做憋尿准备。因为膀胱只有在患者憋尿时才能被填充，并且只有当膀胱被填充时，才能了解膀胱的大小和内部情况，发现小的内部病变，例如膀胱癌、膀胱结石、膀胱息肉等常见的膀胱系统疾病。

（3）多饮水。造影剂进入身体后需要经过肾脏滤过排出，所以大量饮水可以加快造影剂的排出，避免造影剂在体内停留时间过长带来身体损害。

6. 为何 B 超检查后还要做磁共振检查

磁共振检查就是磁共振成像（MRI），通过施加脉冲，让器官发生磁共振，并形成影像。如前文所说，B 超的作用是筛查发现膀胱肿物，进一

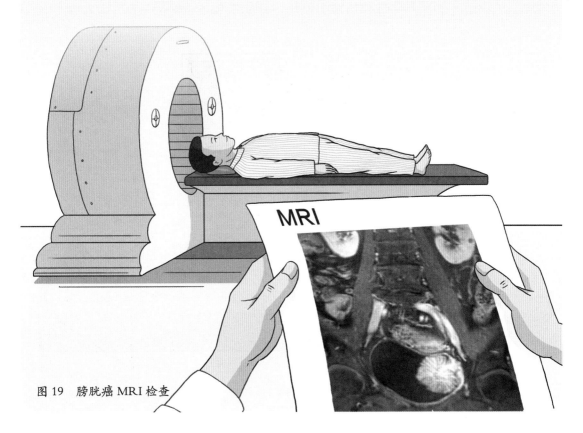

图 19　膀胱癌 MRI 检查

步选择磁共振检查是基于磁共振对软组织显示更为清楚，可以在无创的条件下观察膀胱肿瘤有没有向膀胱外浸润性生长，评估肿瘤的分期。磁共振检查在判断盆腔淋巴结是否有转移方面也比 CT 更清楚。还有部分患者因为造影剂过敏或者肾功能检查异常，没有办法行 CT 检查，所以用磁共振检查替代。

7. 多参数磁共振有什么好处

多参数磁共振成像（multi-parameter magnetic resonance imaging，mpMRI）通常包括形态学的 T_2 加权像（T_2-weighted imaging，T_2WI）、功能学的扩散加权成像（diffusion-weighted imaging，DWI）及动态对比增强成像（dynamic contrast-enhanced imaging，DCEI），还可包括磁共振波谱成像（magnetic resonance spectroscopic imaging，MRSI）。mpMRI 通过将结构和功能成像技术结合起来，使磁共振检查在膀胱癌成像上的应用价值得到进一步提升，对膀胱癌的诊断和分期更为准确。

8. B 超、CT 甚至 MRI 都做了，为什么还需要做膀胱镜检查

对于 B 超提示膀胱肿瘤或不明原因血尿的患者，膀胱镜的检查是非常必要的，膀胱镜检查和病理活检是诊断膀胱癌最可靠的方法，其中活检组

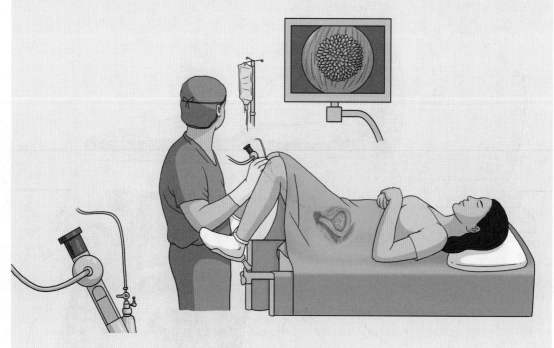

图 20　膀胱镜检查

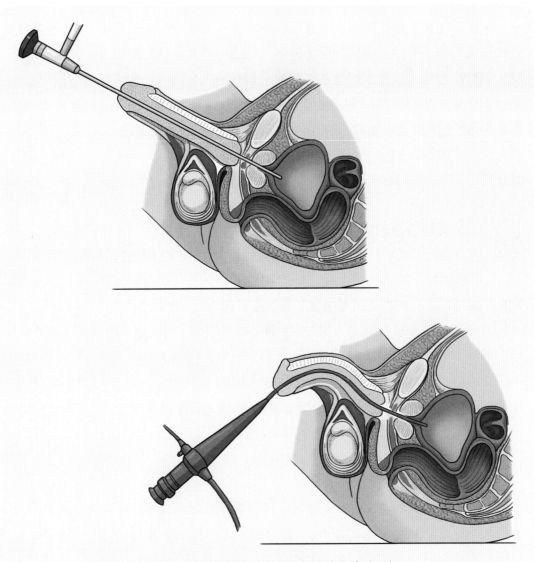

图 21　硬性膀胱镜（上）及软性膀胱镜（下）

织获得的病理结果是膀胱癌诊断不可或缺的一个部分，可以依据结果确定肿瘤的分级。膀胱镜检查可以在直视下观察尿道、膀胱、输尿管开口，如果发现肿瘤，可直接观察肿瘤的部位、大小、数目以及形态，还可初步估计肿瘤的分化程度和浸润深度，更重要的是可以对肿瘤和可疑病变进行活检，进一步送去病理检查，有利于明确诊断是否为膀胱癌以及癌的恶性程度。在镜检中观察肿瘤离膀胱颈的距离，尿道是否有肿瘤以及尿道活检肿瘤是否为阳性都很重要，这决定着手术方式的选择。

所以，无痛性肉眼血尿、B 超等影像学检查可疑膀胱癌的患者，常规需要进行膀胱镜检查。当然，如果肿瘤比较小，医生可能会选择膀胱镜检的同时做经尿道膀胱肿瘤电切术，用电切设备将肿瘤直接在镜下切除并送病理检查，避免患者多一次有创操作的痛苦。膀胱镜检查以及经尿道膀胱肿瘤切除属于微创检查和手术，都是经自然腔道完成的，对人体损伤和影响极小，恢复很快。

膀胱镜分硬性膀胱镜和软性膀胱镜两种，与硬性膀胱镜相比，软性膀胱镜具有损伤小、视野无盲区、相对舒适等优点，但费用也相对较高。

9. 膀胱镜检查前需要做什么准备

首先我们了解一下膀胱镜检查的过程。医生将镜体经过尿道置入膀胱内，镜体将膀胱内的情况经光纤传输到屏幕上进行观察。如果发现病变，医生会根据情况钳取肿物送病理检查，进一步明确肿物性质。

检查当天需要一人陪同，不需要空腹。患者如果有高血压、糖尿病等慢性病，检查前需要将血压和血糖控制到正常范围；如果正在服用阿司匹林、氯吡格雷片等抗凝药物，需要停药一周；如果有发热，需要及时告诉医生；如果女性在经期，不能做膀胱镜检查。另外，检查前一天需要清洁会阴部。和 B 超等影像学检查相反，膀胱镜检查需要排空膀胱，避免尿液对镜检的干扰。

10. 做膀胱镜检查痛苦吗

膀胱镜检查因为要将镜体经自然尿道置入身体内部，所以属于有创性检查项目。就检查舒适度改善上，医生会将局部麻醉药物灌注进尿道，或者根据是否需要用电切取出样本，来判断是否使用全麻方式进行检查。有的医院引进软性膀胱镜，软性膀胱镜口径更小，相对来说可以减少膀胱镜检查的痛苦，但是仍然有部分患者因为膀胱镜检查的不适感拒绝行膀胱镜检查。

11. 膀胱镜检查会影响性功能吗

不会。有些男性会担心膀胱镜检查经过阴茎操作，加上有创伤，会对性功能产生影响，这是错误的认识。

从解剖学角度出发，阴茎内有两种海绵体，分别是尿道海绵体和尿道海绵体两侧的阴茎海绵体。性兴奋时，血液会充盈阴茎海绵体，形成所谓勃起；尿道海绵体的作用是包裹尿道。两种海绵体互不相通。而膀胱镜检查通过的是尿道海绵体里的尿道，不会损伤阴茎海绵体，所以不会影响患者的勃起功能。但是，检查后轻度损伤造成的阴茎或者下腹部疼痛不适，导致患者不愿意过性生活，这是有可能的，不过这种疼痛不适感可恢复。所以，总体上膀胱镜检查不会影响性功能。

12. 膀胱镜检查中需要注意什么

膀胱镜检查的体位一般为截石位，患者需要平卧，两腿放在支架上，膝盖适度弯曲。在医生操作膀胱镜时，可能有尿急、尿道灼热或者疼痛的感觉，这是正常的，此时患者应尽量深呼吸放松盆底肌肉及下腹部，以减轻疼痛感觉，如实在难以忍受，可告知医生。整个检查时间，不同患者会有所不同。

13. 膀胱镜检查后需要注意什么

（1）适当饮水。膀胱镜检查因为有创，检查过程及检查后会出现肉眼血尿，所以检查后可适当增加饮水，通过尿液稀释，改善血尿。

（2）预防感染。因为膀胱镜检查过程中镜体对尿道及膀胱黏膜造成损伤，破坏黏膜的完整性，可能继发感染，所以在膀胱镜检查后医生会开具口服抗生素来预防感染。

（3）检查后留观。膀胱镜检查完毕后，可在检查室外观察一段时间，如第一次排尿顺畅，没有明显的活动性出血，可离开医院。如果出现活动性出血，或者血尿比较严重，可能需要服用止血药物甚至留取尿管进行膀胱冲洗。

14. 怎么解读膀胱镜检查报告

膀胱镜检查报告包括三部分，第一部分是患者的基本信息，第二部分是检查中采集的图像，第三部分是报告描述。最重要的报告描述部分主要是对尿道、膀胱内部情况进行具体描述：尿道有无充血、有无狭窄、有无结石或新生物，前列腺有无增生等；膀胱内尿液颜色如何、有无结石、有无新生物及新生物的大小和形态，双侧输尿管开口形态等。如果检查中采集了膀胱组织做病理检查，病理结果需要等待 1 周左右时间。当然，具体检查的结果，需要和其他结果一起提供给临床医生进行综合判断。

15. 尿脱落细胞学检查是怎么回事

除了通过影像学和膀胱镜检查来诊断膀胱癌，还有一项无创检查也非常重要，即尿脱落细胞学检查。从字面上不难理解，尿脱落细胞学检查就是从尿液中寻找脱落的肿瘤细胞。膀胱是储存尿液的器官，肿瘤在膀胱内生长，除了出血，还可能会有少量肿瘤细胞脱落至尿液中并随着尿液排出。如果能从尿液中发现肿瘤细胞，就可以作为肿瘤诊断的有力证据。

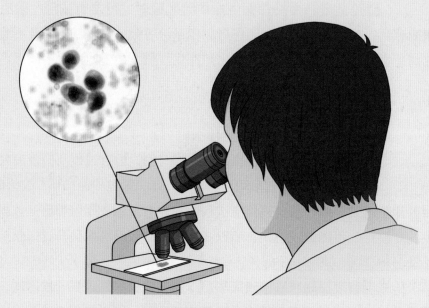

图 22　尿脱落细胞学检查镜下见癌细胞

16. 做了这么多检查，如何确诊膀胱癌

综合上面的几个问题，膀胱癌的诊断首先是定位诊断，即膀胱内有肿瘤。当发现膀胱内有占位以后，就必须考虑两个问题，一是膀胱肿瘤的分期，另一个就是膀胱癌的分级。分期靠影像学检查来完成，分级靠病理检查。只有将这些问题都搞清楚了，膀胱癌才算诊断明确。

诊断疾病需要结合临床症状、影像学检查和相关检查进行综合判断，尽管现在肿瘤生化和影像学有了很大发展，但是也不能仅凭这些就可以明确诊断。严格意义上讲，确诊肿瘤性疾病，最终必须靠病理检查。病理检查的结果类似于法院判决书，而病理科医生等同于法官。正因为病理报告的证据级别最高，所以它的得出过程复杂而且严谨。首先，临床医生通过手术或者活检的方法得到待检测的组织，将其放入固定液中（通常为福尔马林）送到病理科。病理科医生对标本进行取材、脱水、石蜡包埋、切片、染色等一系列处理，必要时还需要增加蛋白或基因水平的检测。最后，病理医生在显微镜下对这些处理过的切片进行观察，同时结合患者的病历、影像学检查资料等综合分析，最终写成病理报告，得出结论。

为了得出准确的结果，病理检查的每一项程序步骤都有严格的时间限制，对于部分疑难的病例，需要上级医生或全科讨论得出结果，时间可能会长，所以在等待病理结果的过程中，患者以及患者家属需要耐心，给予医生充分的诊断时间，只有这样才能得到最为准确的结果指导治疗。

17. 怎样知道肿瘤有没有转移

膀胱癌转移途径主要有淋巴道转移、血行转移、直接扩散。淋巴转移最为常见，血行转移常见部位为肝、肺及骨，相应转移部位可能会出现对应的症状。具体而言，盆腔转移：可有骨盆或下腹区疼痛或压迫神经可造成神经痛；盆腔淋巴结肿大严重者可以造成下肢的肿胀。骨转移：表现为骨痛，随着肿瘤进展，骨痛越来越严重，可出现病理性骨折。肝转移：肝功能检查提示碱性磷酸酶、谷丙转氨酶、谷草转氨酶升高，表现为上腹部不适，早期肝转移，对人体无特殊影响，晚期可出现食欲缺乏、恶心、呕吐，甚至严重消瘦、黄疸等。肺转移：早期无症状，当转移病灶较多、影响气管及肺泡时，可出现咯血、呼吸气急、咳嗽、气促等症状。当然如果明确诊断为膀胱癌，最可靠的方法还是通过 CT、MRI 检查来明确胸部、腹部、脑部、腹膜后及盆腔淋巴结有无转移，目前全身骨显像（又称"骨扫描"）是临床上检测骨转移最常用的方法。正电子发射 - 计算机断层扫描显像（PET-CT）多用于术前膀胱癌患者淋巴结转移评估。

（夏明　刘存东）

（三）有别的检查可以替代膀胱镜检查吗

1. 怀疑膀胱癌，有没有别的方法可以完全替代膀胱镜检查

必须明确的是目前国内外泌尿外科医生仍然认为膀胱镜检查是诊断膀胱癌最准确而不可替代的方法，所有怀疑膀胱癌或者经尿道膀胱肿瘤电切术后规律复查的患者都应进行膀胱镜检查。部分患者因为膀胱镜的不适而感到非常痛苦，拒绝行膀胱镜检查。在检查的舒适度改善上，目前部分医院已经配备了软性膀胱镜，软性膀胱镜的直径更小，并且观察范围没有死角，较硬性膀胱镜检查更为舒适，选择配合静脉麻醉就可以使患者像做无痛胃肠镜一样没有痛苦地做完检查。除此以外患者也可以选择去手术室在全麻下行膀胱镜下的检查以及治疗。

2. 除了膀胱镜及影像学检查，还有没有别的方法诊断膀胱癌

目前，医疗上除了膀胱镜及影像学检查以外，还有尿细胞学及肿瘤标志物检查，均为简便且无创的检查。尿细胞学检查是膀胱癌诊断和术后随诊的主要方法之一，通过收集患者尿液，将尿液离心后在显微镜下根据细胞形态寻找肿瘤细胞。除了上述尿液中直接检查细胞的形态，我们还可以检查膀胱癌细胞溶解或者分泌的特定标志物，也就是所谓肿瘤标志物检查。以上两种方法可以用来帮助泌尿外科医生诊断膀胱癌。

3. 尿细胞学检查的原理是什么

膀胱的主要功能是储存尿液，在尿液接触到膀胱癌瘤体腔内部分的时候，膀胱癌细胞有可能会脱落到尿液中，然后随尿液排出。这时将尿液收集起来，通过离心把尿液沉渣中的细胞提取出来后，在显微镜下观察细胞的形态，以初步确认有无癌细胞的存在。尿细胞学检查在膀胱癌诊断、疗效观察和术后监测中有着重要地位。

4. 尿细胞学检查如何收集尿液

收集尿液一般可以通过自然排尿，也可以通过膀胱冲洗获得尿液。尿液标本最好是新鲜标本，但是早晨第一次的尿因为细胞溶解较多，不适合用于尿细胞学检查。通常，为了提高癌细胞的检出率，医生会建议患者连续留尿3天进行检查。

5. 尿细胞学检查的结果如何解读

在膀胱癌尿细胞学诊断中，为了描述尿细胞学的结果，国际上 2016 年发布了一个标准化报告系统——巴黎尿液细胞学报告系统（The Paris System for Reporting Urinary Cytology），定义了特定的诊断类别和细胞形态学标准，检验医生通常参考这个标准进行描述：正常细胞、不典型增生细胞、可疑癌细胞、高级别尿路上皮癌细胞等。若是报告中提示检测到癌细胞，则认为检查报告为阳性。

6. 尿细胞学检查结果阳性就一定是膀胱癌吗

不一定。因为整个泌尿系统，包括从肾盂到尿道的肿瘤细胞都有可能在尿液中脱落并且被检出，因此尿细胞学阳性仅仅能说明泌尿道中存在癌。所以，这项检查无法精准定位，只能起到初步定性的作用，需要结合其他影像学检查来一起判断。

7. 尿细胞学检查能知道肿瘤的恶性程度或者分期吗

不能。由于尿液中只有少量的细胞，不太容易对癌细胞作出明确的分型。

在尿细胞学检查结果提示阳性时，我们需要通过膀胱镜或手术电切镜获取癌组织，进行癌组织病理检查，明确恶性程度的分级及分类。膀胱癌的分期仍然需要通过影像学检查来辅助判断。

8. 尿细胞学检查结果阴性就一定不会是膀胱癌吗

不一定。因为尿细胞学检测膀胱癌的阳性率仅为 13%~75%，仍有相当一部分膀胱癌患者的尿细胞学检查结果为阴性。尿细胞学检查的阳性率与癌细胞的恶性分级密切相关，部分分级低的膀胱癌细胞因为分化较好，与正常细胞的形态特征相似，不容易鉴别；同时，癌细胞之间相互结合得比较紧密，如果没有足够多的癌细胞脱落到尿液中，则可能无法通过尿细胞学检查检测到癌细胞。此外，尿标本中细胞的不典型或退行性变、泌尿系感染、结石、膀胱灌注治疗和检查者的技术差异等因素都会影响尿细胞学检查的结果。

9. 尿液中膀胱癌标志物有哪些

除了通过直接检查尿液中脱落细胞的形态，医生还可以检查膀胱癌细胞溶解或者分泌的特定标志物来辅助诊断膀胱癌。尿细胞学联合尿膀胱癌标志物检查，有助于提高膀胱癌的诊断率。根据不同的膀胱癌标志物，科学家开发了很多检测手段。目前美国 FDA 已经批准将尿荧光原位杂交（fluorescence in situ hybridization，FISH）、膀胱肿瘤抗原（BTAstat、BTAtrak）、核基质蛋白 22（NMP22）、纤维蛋白降解产物（FDP）和免疫细胞检查（ImmunoCyt）用于膀胱癌的检测。

10. FISH 检查的原理是什么

我国已有较多单位开展 FISH 检测，该技术是利用有荧光标记的核酸探针，与细胞中特异的 DNA 匹配结合在一起，在荧光照射下就可以可视化地看到细胞中是否存在相应染色体或者 DNA 结构的变异。

11. FISH 检查会出现哪些结果

针对尿路上皮癌，FISH 检查报告通常会出现 p16，3，7，17 四个指标检测结果，若是其中一个阳性，则考虑可能有膀胱癌的病变存在。然而，正如尿细胞学检查一样，FISH 检查也会出现假阴性；同时，它也无法提供癌细胞具体定位的信息。

12. 尿液 DNA 甲基化检测是不是更好

目前尿液 RNA 标志物以及尿液 DNA 甲基化位点等检查也都展示出了应用前景，可以作为辅助诊断方法来提高膀胱癌诊断率。像 FISH 这些传统的无创尿液检测方式也存在一些弊端，对于中晚期恶性度较高的膀胱癌阳性率能达到 80%，但对于早期肿瘤的阳性率则仅有 20%。尿液 DNA 甲基化检测试剂盒 UriFind 对于早期的膀胱癌阳性率达到 80%~90%，对于晚期的则更高，可达到 90% 以上。甲基化技术高度的灵敏度和特异度将显著提高早期及微小肿瘤的诊出率，降低漏诊率，从而有利于肿瘤的早诊早治。用尿液 DNA 甲基化检测技术辅助判断是否可能有膀胱癌，尤其适合极早期影像看不清或扁平病灶的膀胱癌，或者怀疑上尿路肾盂输尿管肿瘤的患者，同时膀胱癌手术后需要定期膀胱镜检查的患者也能使用，提高术后早期发现复发的概率。

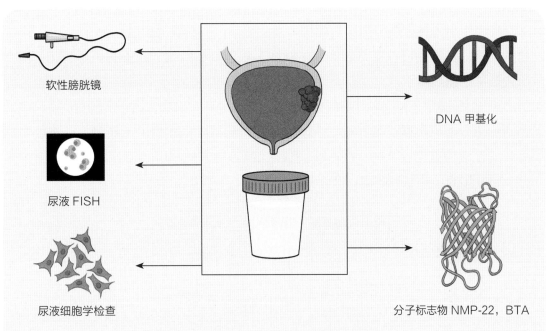

软性膀胱镜

尿液 FISH

尿液细胞学检查

DNA 甲基化

分子标志物 NMP-22，BTA

图 23　膀胱癌无创和微创诊断方法汇总

（李锴文　林天歆）

（四）膀胱癌的病理报告如何解读

1. 膀胱癌有哪些病理类型

我们常说的膀胱癌一般指尿路上皮细胞（原来称为移行细胞）癌，此外还包括其他非尿路上皮癌的病理类型，如：鳞状细胞癌、腺癌，其次还有比较少见的小细胞癌、混合细胞癌、癌肉瘤及转移癌等。

其中膀胱尿路上皮癌最常见，占膀胱癌的 90% 以上，膀胱癌如果没有特别说明，一般指的是尿路上皮癌。尿路上皮癌根据浸润的深度，可以分为非肌层浸润性膀胱癌和肌层浸润性膀胱癌。非肌层浸润性膀胱癌细胞分级大多是低级别，转移风险低，生长缓慢，通常会通过经尿道膀胱肿瘤电切或激光整块切除来解决；肌层浸润性膀胱癌细胞分级多是高级别，恶性程度高，生长比较快，通常需要切除整个膀胱。

排在第二位的膀胱鳞状细胞癌，约占膀胱癌的 5%，膀胱腺癌，占膀胱癌的比例小于 2%，其余膀胱癌病理类型临床上更为少见。值得我们注意的是，膀胱鳞状细胞癌和腺癌恶性程度较高，病程短，预后差，一般需要行根治性全膀胱切除术。鳞状细胞癌多数为慢性尿路感染、尿路结石长期刺激所致。膀胱腺癌是膀胱外翻患者最常见癌。

近年来随着对膀胱癌认识的逐步加深，2016 年世界卫生组织（WHO）对膀胱癌的病理分型再次进行了更新，病理医师在对膀胱癌标本做出诊断时，除需要对主要病理成分做出诊断外，同时还应该仔细判读是否合并各种变异亚型（表 1），因为膀胱癌的各种变异亚型与肿瘤预后相关。

表 1　膀胱癌的主要病理类型及变异亚型

尿路上皮癌
尿路上皮癌伴部分磷化和 / 或腺样分化
微乳头型（micropapillary）尿路上皮癌
微囊型（microcystic）尿路上皮癌
巢状变异型（nested variant）癌
淋巴上皮瘤样癌（lymphoepithelioma）
浆细胞样癌（plasmocytoid）
巨细胞变异型癌（giant cell）
印戒细胞癌（signet ring）
弥漫型癌（diffuse）
未分化癌（undifferentiated）
伴有滋养层分化（trophoblastic differentiation）的尿路上皮癌
小细胞癌
肉瘤样癌

2. 膀胱原位癌为何容易被漏诊

典型的膀胱癌在膀胱镜下可以看到乳头状或菜花样的肿物生长在膀胱壁上突入膀胱。而膀胱原位癌非常狡猾，镜下往往表现为膀胱壁的局部黏膜发红，也可以表现为浅红色天鹅绒毛样变，与黏膜的充血和增生相似，在膀胱镜下有时易与膀胱炎症混淆，非常隐匿，难以发现，需要通过活检进行确诊。原位癌虽然也属于非肌层浸润性膀胱癌，但一般分化差，发生肌层浸润的风险较高，属于高度恶性的肿瘤。

3. 膀胱癌病理报告一般包含哪些内容

膀胱电切（指的是只切除膀胱内肿瘤而保留膀胱的手术）病理报告需要包含以下关键信息：病理标本中是否含有肌层，如有，肿瘤是否有肌层浸润；肿瘤是否侵犯黏膜固有层；是否存在血管、淋巴浸润；是否合并有膀胱原位癌。

膀胱全切的手术标本病理报告除需要对肿瘤的病理类型和分期进行描述外，对于男性患者还需要描述尿道、输尿管切缘情况，以及前列腺是否有肿瘤侵犯，对于女性患者，则需要描述尿道和输尿管切缘、子宫和阴道是否受累。所有切除的淋巴结都需要送检。需要在病埋切片卜进行淋巴结计数、淋巴结外浸润情况、血管淋巴结是否有癌栓浸润以及阳性淋巴结的比例都需要进行记录。除此之外，所有切缘阳性的区域，也都应该予以记录。因为切缘阳性与患者的生存率密切相关，当临床医生发现术后病理结果提示切缘阳性时，会采取更加积极的治疗措施。

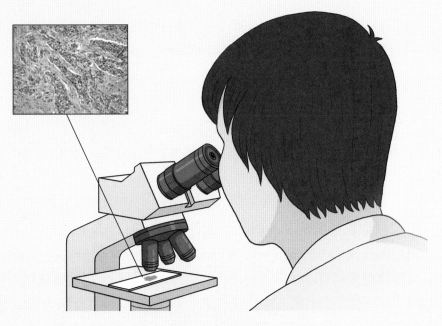

图 24　病理检查

4. 膀胱癌病理结果显示淋巴结阳性意味着什么

膀胱癌，特别是肌层浸润性膀胱癌，做根治性全膀胱切除术，往往需要对手术区域的淋巴结进行切除，专业术语叫淋巴结清扫。如果病理结果提示送检淋巴结的标本为阳性或（＋），一般说明该膀胱癌患者有淋巴结或淋巴道转移，恶性程度比较高，提示分期相对比较晚，患者的预后相对比较差。比起非淋巴转移的膀胱癌，患者的生存率会下降。同时膀胱癌发生淋巴结转移术后患者需要进行进一步地治疗，如化疗、放疗、免疫治疗等。这对于淋巴结转移的病灶起到控制的作用，可以改善患者的生活质量或者延长患者的生存期。

5. 膀胱癌血管淋巴管浸润意味着什么，哪些尿路上皮癌亚型预后差

膀胱癌病理标本中，有时可以见到血管淋巴管浸润。研究表明，存在血管淋巴管浸润与病理分期升高显著相关，也就是说患者的预后相对要差，肿瘤复发转移的风险相对升高。尿路上皮癌的其他肿瘤亚型，如微乳头样癌、浆细胞样癌、肉瘤样癌，也被认为是不良的病理类型，这类患者的预后相对来说比较差。

6. 乳头状瘤是膀胱癌吗

当我们拿到病理结果提示为膀胱乳头状瘤时，先不要过度紧张，这已经是不幸中的万幸了，因为膀胱乳头状瘤并不是膀胱癌，它的细胞形态基本正常，没有恶性肿瘤的细胞学特征。这种肿瘤进展的风险极小，但是又不完全属于良性肿瘤，仍然有复发的可能，所以我们也不能对它不管不问，患者要及时调整心态，术后要遵医嘱按时复诊。而低度恶性潜能的尿路上皮乳头状瘤，从组织学上也并没有达到癌的程度，但是具有和膀胱癌一样好复发的特点，而且复发之后，可以出现组织学进展，也就是可以发展为膀胱癌。因此，一经发现两者都需要进行手术切除，术后需要定期复查。

7. 肌层浸润性膀胱癌和非肌层浸润性膀胱癌有什么不同

病理报告提示膀胱癌浸润肌层意味着什么？估计很多人会有这种疑问。

首先我们要知道，在临床上，膀胱癌分为非肌层浸润性膀胱癌（肿瘤局限于黏膜和黏膜下层）和肌层浸润性膀胱癌（肿瘤侵犯肌层甚至膀胱外结构）。非肌层浸润性膀胱癌约占 75%，年轻患者占的比例更高，肿瘤特异性死亡率低，能

长期生存，但 5 年的复发率高达 31%~78%，需密切随访；而肌层浸润性膀胱癌约占 25%，预后较差，接受手术治疗后，5 年生存率约 66%，10 年生存率约 43%。

非肌层浸润性膀胱癌往往只需局部切除，而肌层浸润性膀胱癌因肿瘤肿块不是往膀胱黏膜上面长，而是通过膀胱肌层一直往外或者说像树根那样向深处浸润性生长，这种肿瘤往往恶性程度高，如果手术单纯切除肿瘤而保留膀胱的话，术后肿瘤容易发生复发和转移。所以肌层浸润性膀胱癌患者，原则上都要做根治性全膀胱切除术，而且最好及时地进行治疗，以延长生存期，避免局部复发和远处转移。其次我们还要明白一点，非肌层浸润性膀胱癌患者行膀胱肿瘤局部切除（电切术、激光整块切除术、膀胱部分切除术）后，仍有一部分肿瘤会复发，肿瘤的恶性程度会进展，发展为肌层浸润性膀胱癌，最终也需要行膀胱全切。

8. 如何对膀胱癌进行病理分级

膀胱癌的病理分级是除膀胱癌病理分期之外，另一个用来判断患者预后的重要参数。膀胱癌的病理分级与膀胱癌的复发和侵袭行为密切相关。膀胱肿瘤的恶性程度以分级（Grade）表示。关于膀胱癌的病理分级现阶段文献多以 WHO 2004 分级方法为主。病理分级包括：乳头状瘤（多数对应 G_0 级），低度恶性潜能尿路上皮乳头状瘤（PUNLMP）（多数对应 G_1 级），低级别乳头状尿路上皮癌（多数对应 G_2 级），高级别乳头状尿路上皮癌（多数对应 G_3 级）。肿瘤的级别越高，表明肿瘤的分化程度越差，恶性程度越高，治疗效果及预后越差。

9. 膀胱癌的病理分期和分级的结合

当拿到膀胱癌患者的病理报告单时，会看到病理诊断往往既包括分期又包括分级，临床医生往往需要将分期和分级结合起来一起看，这样更有利于治疗方案的制订和判断患者的预后。有的患者病理分期似乎是早期或是非肌层浸润性膀胱癌，例如 T_1 或 T_{is}，但是病理分级如果是高级别尿路上皮癌（G_3），那也可能是恶性程度很高的，容易复发及向肌层进展。当临床医生接到此病理报告时会很警惕地制订治疗方案，以便患者能得到最好的治疗效果。

10. 免疫组织化学检查对膀胱癌的诊断有何帮助

在膀胱癌的病理诊断中，免疫组织化学（简称"免疫组化"）起着至关重要的作用。免疫组化的结果需要专业的临床医生和病理科医生来解读，病理医师可以根据免疫组化的结果大致判断肿瘤的来源，普通大众只需对此有一定的了解就行，大可不必深究。

免疫组化检查有助于明确肿瘤是否为尿路上皮来源，有助于区分反应性的炎性增生和原位癌，有助于膀胱转移癌的诊断。除此之外，免疫组化在帮助判断膀胱癌的分期和肿瘤预后方面也有一定的价值，但应用意义有限，仍需进一步验证，所以并没有在临床上广泛推广。

（陈方敏）

（五）膀胱癌怎么分期

1. 膀胱癌的分期依据是什么

目前普遍采用国际抗癌联盟制订的 2017 年第 8 版 TNM 分期法作为依据（表 2）。一般，我们把肿瘤本身侵犯膀胱及膀胱周围的情况（肿瘤局部浸润）称为 T 分期，N 分期指的是区域淋巴结转移情况，M 分期指的是远处转移情况（内脏转移、肺转移等）。TNM 分期是判断膀胱肿瘤预后最有价值的指标之一。在初步诊断时我们往往需要进行一些影像学检查，大体明确肿瘤的临床分期，以指导下一步治疗方式的确定。

表 2　2017 年第 8 版膀胱癌 TNM 分期

T（原发性肿瘤）
T_X 原发肿瘤无法被评估
T_0 无原发肿瘤证据
T_a 非浸润性乳头状癌
T_{is} 原位癌（扁平癌）
T_1 肿瘤侵入上皮下结缔组织
T_2 肿瘤侵犯肌层
T_{2a} 肿瘤侵犯浅肌层（内 1/2）
T_{2b} 肿瘤侵犯深肌层（外 1/2）
T_3 肿瘤侵犯膀胱周围组织
T_{3a} 显微镜下发现肿瘤侵犯膀胱周围组织
T_{3b} 肉眼可见肿瘤侵犯膀胱周围组织（膀胱外肿块）

续表

T₄ 肿瘤侵犯以下任一器官或组织，如前列腺、精囊、子宫、阴道、盆壁或腹壁

    T_{4a} 肿瘤侵犯前列腺、精囊、子宫或阴道

    T_{4b} 肿瘤侵犯盆壁或腹壁

N（区域淋巴结）

    N_x 无法评估区域淋巴结

    N_0 无区域淋巴结转移

    N_1 真骨盆区（髂内、闭孔、髂外、骶前）单个淋巴结转移

    N_2 真骨盆区（髂内、闭孔、髂外、骶前）多个淋巴结转移

    N_3 髂总淋巴结转移

M（远处转移）

    M_x 远处转移无法评估

    M_0 无远处转移

    M_1 远处转移

2. 如何判断膀胱癌的局部侵袭情况

膀胱癌的局部分期可以依据膀胱镜取组织活检或膀胱手术切除的组织标本，也可借助于必要的影像学检查，其中首次的经尿道膀胱肿瘤电切是判断肿瘤浸润深度的最重要方法。膀胱癌可分为非肌层浸润性膀胱癌（T_{is}，T_a，T_1）和肌层浸润性膀胱癌（T_2~T_4）。值得注意的是，原位癌（T_{is}）虽属于非肌层浸润性膀胱癌，但一般分化差，属于高度恶性的肿瘤，向肌层浸润进展的概率较高。因此，应将原位癌与 T_a、T_1 期膀胱癌加以区别。

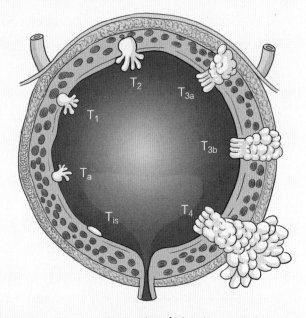

图 25　膀胱癌的分期

3. 膀胱癌的临床分期和病理分期有何不同

病理分期是指病理科医生通过对术后的标本进行组织学检查查证肿瘤的侵袭范围和深度，临床医生再结合影像学检查做出的分期，而临床分期是依据术前影像学（例如 CT，MRI 等）检查做出的分期。病理分期是对临床分期的进一步确认和必要的修正，如果临床分期与病理分期有差异，则以病理分期为准。病理分期确定了肿瘤的侵袭范围和深度，是制订术后治疗的基础。如果病理检查发现肿瘤侵及淋巴结、邻近器官等，提示手术后容易出现局部复发、再发或远处转移，因此，医生们一般会考虑加用化疗、放疗、免疫治疗或靶向治疗等。当然也可以根据病理分期的结果，大致推断治愈率的高低，建议患者治疗后需要采取的随访方案等。

4. 术前哪些影像学检查方法有助于判断膀胱癌的分期

有时患者会有这种疑问：膀胱长了肿瘤，医生为什么还要检查其他组织器官？这是因为膀胱肿瘤细胞的来源绝大多数与肾盂及输尿管肿瘤的细胞来源一致，都是尿路上皮细胞，有可能肿瘤同时发生在上述区域，所以医生术前检查时不会仅局限于检查膀胱，而是要检查整个泌尿系以防漏诊。有时还要选择对泌尿系统以外的部位进行检查，如淋巴结、肺、骨、肝等部位，以此判断有无转移灶，进一步明确膀胱癌的分期。CT 在诊断膀胱肿瘤和评估膀胱癌浸润方面有一定价值，而磁共振检查对软组织和侵入深度的分辨更好，这两种影像学检查方式相互补充。而对于其他部位的转移，一般需要进行胸腹部 CT、骨扫描等检查。而更高端的检查有正电子发射 - 计算机断层扫描显像（PET-CT），一般不作为常规诊断方法，但其在术前判断是否有淋巴结转移、是否有远处转移以及软组织肿块性质等方面有优势，同时在术后随访方面也有一定参考价值，可选择性使用。

5. 膀胱癌早期、中期、晚期如何区分

我们要明白膀胱癌的早晚分期并不是以发现的早晚来区别的，而是根据术前影像学检查结合术后病理结果来判断的。判断膀胱癌早期和晚期一般根据肿瘤侵犯的深度、淋巴结转移、远处转移的情况。一般情况下 T_2 期（也就是肿瘤生长或其影像检查提示还局限在膀胱内）或 T_2 期以内称为早期或相对早期，肿瘤生长或 T_2 期以外（不包括 T_2 期，也就是肿瘤生长或其影像检查提示不局限在膀胱内，而向膀胱外生长）的称为晚期，基本上指的是 T_3、T_4 期膀胱癌。

T_{4b} 期的膀胱癌，肿瘤与盆壁、腹壁粘连比较紧密，往往丧失了手术机会或者手术后效果较差，这种是非常晚期的膀胱癌。还可以根据淋巴结有没有转移来分早期和晚期，抑或根据有没有远处转移来分早晚期。有的人会问，那我们普通人应该怎么区分肿瘤的早、中、晚期呢？可以大致根据患者的临床症状进行判断，早期膀胱癌一般没有明显的临床症状，大部分患者会出现肉眼血尿的症状，一般膀胱癌血尿都是间歇性和没有疼痛的，而且多数是全程血尿，有的患者会伴有尿频，甚至还有尿急的表现。而晚期膀胱癌患者血尿症状也很明显，而且最终会引起贫血，有的导致乏力、身体消瘦等；膀胱癌到了晚期，往往也会伴随癌痛，严重的还会出现全身性疼痛难以忍受的情况；有的晚期膀胱癌患者还会出现尿潴留（由于肿瘤侵犯或血块阻塞尿道），膀胱内有大量的尿液不能自行排出。以上是晚期膀胱癌的表现。这些可以帮助我们普通人进行大致区分肿瘤的早晚期，但最终的分期需要医生根据病理结果结合影像学表现来判断。

6. 膀胱癌分期的目的是什么

一方面可以鉴别肿瘤为非肌层浸润性肿瘤还是肌层浸润性肿瘤。两者的检查手段、治疗方法和治疗效果以及预后均不同。非肌层浸润性膀胱癌，一般并不建议使用骨扫描、PET-CT 等进行详细的分期检查，这些检查一般都是用于有肌层浸润的膀胱肿瘤；另外，非肌层浸润性膀胱肿瘤多采取保留膀胱的手术，而肌层浸润性膀胱肿瘤多采取根治性全膀胱切除术，部分较晚期膀胱癌甚至失去行根治手术的机会。另一方面分期可以帮助判断预后及选择综合治疗的方案，分期越高，预后越差，选择的综合治疗方式（化疗、放疗、免疫治疗、靶向治疗等）可能更多样化。

（陈方敏）

三、治疗及预后

　　膀胱癌的治疗需要考虑多方面的因素，其中包括肿瘤学因素、患者因素、医疗机构因素、药物可及性因素、医疗保险因素等。医生可能会为相似病理学的患者提供不同的治疗方案，不同的医疗机构由于医生及设备的因素也会为患者提供不同的治疗手段。目前，膀胱癌的治疗出现了很多新的手段，《中国泌尿外科和男科疾病诊断治疗指南》（2019 版）的发布，也为临床医生提供了标准化的治疗模式，但我们同样不能忽视的是，在指南的框架下，要为患者提供个体化及精准化的治疗选择。

（一）膀胱癌怎么治疗

1. 膀胱癌有哪些治疗手段

　　膀胱癌是泌尿系统的常见恶性肿瘤，膀胱癌的治疗方式与其他恶性肿瘤一样也是多种多样的。膀胱癌的主要治疗手段包括手术治疗、膀胱腔内药物灌注治疗、静脉药物治疗、动脉药物治疗、放射治疗及多种方案的联合治疗。每种治疗方式都有较多的具体方案供医患在不同情况下进行选择。通过对疾病严重程度的评估及患者身体状态的评估，医生一般都会提供至少两种治疗方案供患者及其家属选择，而这些方案在疾病的治疗过程中可能都会有各自不同的优缺点，需要医生与患者进行细致的沟通，最终为患者制订一个个体化的优选治疗方案。

2. 膀胱癌都有哪些手术方式

　　手术治疗只是膀胱癌治疗的一个选项，不是所有的膀胱癌都应该进行手术治疗，也不是所有的患者都会从手术治疗中获益。膀胱癌的手术治疗按治疗目的进行分类包括诊断性手术治疗、姑息性手术治疗和根治性手术治疗。如果按具体的手术方式进行分类，包括肿瘤活检，经尿道膀胱肿瘤切除、膀胱部分切除及膀胱根治性切除，这些具体的手术方式都可以根据治疗的目的作为诊断、姑息或者根治性操作为患者实施。因为膀胱是一个空腔脏器，大部分肿瘤可以通过膀胱镜进行活检钳抓检或者能量设备电切切件活检。而如果肿瘤位于膀胱外或者需要判断膀胱周围淋巴结及转移灶的病理性质，也可以通过细针穿刺进行活检。经尿道膀胱肿瘤切除可以通过不同的能量平台实施，包括单极电凝能量平台、双极电凝能量平台、激光能量平台。根据不同的激光波长，激光能量平台也能为临床提供钬激光、绿激光、2微米激光等不同波长激光的手术方案。目前，膀胱部分切除手术在临床应用的适应证越来越严格，从而在临床应用也越来越少，大部分适应证已经被其他治疗方法所替代。膀胱根治性手术通常作为肌层浸润性膀胱癌的标准治疗方式在局部晚期肿瘤患者中大量应用。

3. 膀胱癌腔内灌注治疗是什么

还没有侵犯到肌层的膀胱癌在进行治疗后如果不进行后续的药物治疗，术后复发及进展的风险非常高。膀胱是一个空腔脏器，并且通过自然腔道（尿道）与外界相通，这就为膀胱癌的诊断及治疗提供了很多便利之处。因为浅表性膀胱癌复发的模式通常是在膀胱内其他正常的膀胱黏膜多灶性生长，肿瘤都比较表浅，可以通过向膀胱内灌注药物使药物直接作用于肿瘤，或者调动体内的免疫细胞识别肿瘤，来达到杀伤肿瘤细胞、减轻全身药物副作用、延缓肿瘤复发的目的。根据作用机制的不同，灌注的药物可以分为化学性药物及免疫性药物。化学性药物是通过影响生长活跃的肿瘤细胞生长过程中的关键步骤达到杀伤肿瘤的目的。免疫治疗药物是通过调节体内的肿瘤杀伤细胞使其富集在膀胱，从而达到提高抗肿瘤免疫功能的效果。膀胱腔内灌注药物治疗的优势主要包括药物直接作用于膀胱黏膜、全身副作用小、操作便捷、循证医学证据充分等。

4. 膀胱癌静脉或动脉药物治疗是什么

非肌层浸润性膀胱癌因为仅仅局限于膀胱黏膜层，局部淋巴结转移及远处转移的概率比较小。而由于膀胱肌层及其外脂肪层富含大量血管及淋巴管，肌层浸润性膀胱癌容易出现淋巴转移及远处脏器转移，这种情况下膀胱局部灌注药物无法抑制全身性疾病，我们需要更强大、有效的工具预防或者治疗转移性病灶。静脉或者动脉药物治疗作为肿瘤的主要治疗方式，在膀胱癌治疗中同样有非常重要的地位。膀胱癌全身药物治疗最常应用的方式是静脉输注化疗药物。通过前期大量的临床研究发现，以铂类药物，尤其是顺铂为核心的治疗方案对膀胱癌的治疗效果是最好的。随着基础转化研究的深入，人们发现膀胱癌是所有癌种体突变负荷比较高的瘤种，免疫治疗已经被证明是继化疗之后对晚期膀胱癌比较有效的方案。晚期膀胱癌二线及后线的治疗效果普遍较差，其中以白蛋白紫杉醇及培美曲塞等药物为核心的治疗方案在一定程度上延长终末期患者的生存时间。动脉药物治疗目前仍处于探索阶段，动脉药物注射联合局部血管栓塞对于肿瘤的局部控制具有较大的优势。总而言之，全身药物治疗适用于晚期膀胱癌患者，但全身药物治疗相对来说全身副作用会比膀胱局部药物灌注治疗更大一些。

5. 膀胱癌也有靶向治疗吗

膀胱癌从影像学上看都是膀胱上长了肿块，但不同患者的肿块可能有不同的病理特征，甚至是不同的基因特征。这就会导致相同的治疗方案对不同的患者产生不同的治疗效果。随着基因测序技术的快速发展，我们可以全面、快速而相对廉价地了解患者肿块所包含的独特基因特征，这就为个体化、精准化治疗肿瘤提供了可能。如果我们通过基因测序发现该患者的肿瘤是由一个或者几个关键的基因变异导致的，那么从原理上我们就可以通过应用对应这些缺陷基因

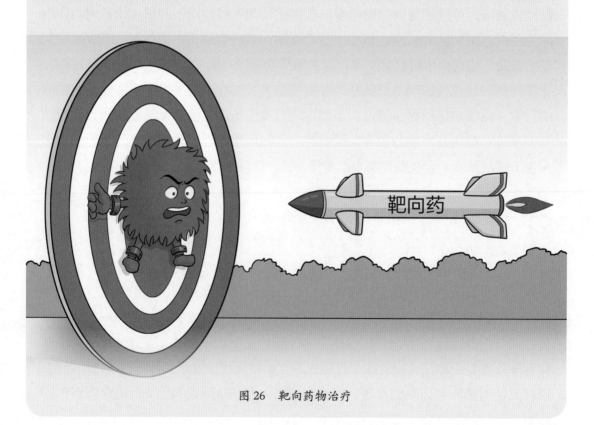

图 26　靶向药物治疗

的治疗药物控制甚至逆转肿瘤，这就是肿瘤的靶向治疗策略。靶向治疗在乳腺癌、肾癌、血液系统肿瘤等常见肿瘤中应用得非常广泛，膀胱癌靶向治疗也越来越受到科学家及临床医生的关注。目前针对膀胱癌最为成熟的靶向治疗药物是靶向成纤维细胞生长因子受体（FGFR）的酪氨酸激酶抑制剂。如果检测到肿瘤内含有这个特异性的突变，医生可能就会给患者应用这种靶向治疗药物。随着对膀胱癌致病靶点的了解逐渐深入，科学家会开发出更多的药物来为患者提供更加个体化的治疗方案。

6. 什么样的膀胱癌适合放射治疗，其效果如何

局部晚期肌层浸润性膀胱癌的标准治疗是膀胱根治性切除。如果患者的身体较差或者因为其他原因无法实施膀胱根治性切除，那患者还能够选择哪些治疗来延缓疾病的进展呢？药物治疗和放射治疗（简称"放疗"）或者两种治疗方案的结合是这种不适合做膀胱全切的肌层浸润性膀胱癌患者的理想选择。接受膀胱放疗的肌层浸润性膀胱癌患者在选择放疗前应进行最大程度的经尿道膀胱肿瘤切除术。根治性放疗，最大吸收剂量 60~66Gy。对于经过优选不进行手术

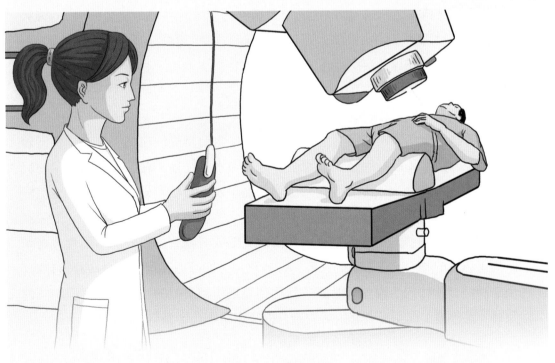

图 27 放射治疗

治疗的患者，放疗不仅可以保留膀胱功能，并且与根治性切除相比有相似的治疗效果。进行根治性放疗后由于局部粘连会非常明显，再次行根治性手术的难度非常大，并且容易出现直肠损伤及盆腔血管损伤，所以在患者选择放疗前医生一定要告知其相关风险，包括放射性膀胱炎、放射性直肠炎、骨髓抑制等并发症。放射治疗对于因为肿瘤特别大并且血运丰富导致膀胱持续出血的患者同样有比较好的效果，但这种效果不会持续，需要患者在贫血情况及一般状态获得改善后抓紧进行根治性切除或者配合全身药物治疗。

7. 哪些患者适合做根治性膀胱切除术

非肌层浸润性膀胱肿瘤的特点就是容易反复复发或者在复发的同时不断地进展。前文提到了表浅的膀胱肿瘤可以选择经尿道膀胱肿瘤电切手术，但如果膀胱内肿瘤面积特别地广泛，或者肿瘤已经侵犯至肌层甚至侵犯到膀胱外，那么经尿道膀胱肿瘤电切手术就不能完整地切除肿瘤，也无法达到局部根治切除的效果，这种情况下就需要进行根治性膀胱切除。根治性膀胱切除手术的切除范围在男性包括膀胱、前列腺、盆腔的淋巴结，在女性包括膀胱、子宫及阴道前壁。无论男性还是女性，如果尿道也同时存在肿瘤，那么还需要在切除膀胱的同时切除尿道。特别晚期的膀胱肿瘤，尤其是有远处淋巴结转移或者远处脏器转移时，是不适合进行膀胱根治性切除的，因为切除膀胱可能无法延长患者的生存时间，反而因为手术的创伤导致疾病快速进展。

8. 哪些患者适合做膀胱部分切除术

膀胱部分切除术在没有经尿道手术设备之前常规地应用于临床，但随着腔内技术及设备的普及，膀胱部分切除术已经较少在临床应用。目前只有在膀胱内的肿瘤距离输尿管管口较远，肿瘤单发而且没有侵犯到膀胱周围脏器的情况下才建议应用。膀胱部分切除手术的一个弊端是可能含有肿瘤细胞的尿液会随着尿液沾染膀胱外正常组织，所以术后局部或者膀胱外复发的可能性也会增加。如果患者的肿瘤长在膀胱的顶部，在膀胱部分切除后还可以联合放疗及化疗，利用这种综合治疗的手段保留膀胱并且达到与根治相类似的生存时间，而膀胱的保留将一定程度上提高患者的生活质量，提高患者的社会参与度。

（胡海龙）

（二）通过尿道就能切除膀胱癌是怎么做到的

1. 经尿道膀胱肿瘤电切手术的过程是怎么样的

经尿道膀胱肿瘤电切手术是膀胱癌治疗最常用的手术方式。患者朋友们往往对这种手术感到特别的神秘，总是觉得患了膀胱肿瘤就需要开刀手术，殊不知还有这种微创解决肿瘤的方式。在经过详细的术前评估后，医生会提前向患者及家属说明患者肿瘤的初步评估情况，并详细说明将要采取的膀胱癌治疗最常用的手术方式、可能有哪些意外情况及术中术后并发症。因为该手术需要让患者在感觉不到疼痛的情况下进行，麻醉医师会在手术前告知患者适合进行哪种麻醉，也可能会让患者选择具体的麻醉方式。病房的护士也会告诉患者如何做才能快速康复。做完这些术前的细致准备工作，患者将进入手术室。在手术床上患者的双腿将被架起，暴露患者的会阴部位。医生在进行手术区域的消毒后会将手术电切镜通过人体自然腔道——尿道插入患者的膀胱内。电切镜的末端有电极刀头或者激光光纤的出口。该设备还有光源及摄像头，医生可以从显示器内直接观察膀胱内病变情况，如肿瘤的大小、数目、形态及生长部位等。医生随后用能量将肿瘤切掉，并在切除肿瘤的伤口周围电凝止血，外接冲洗器将肿瘤冲出体外

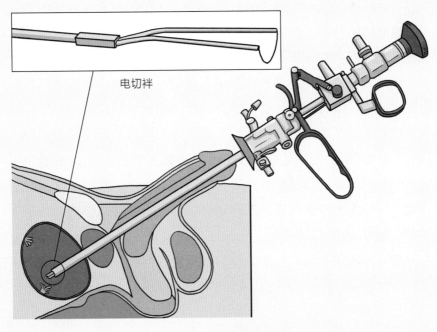

电切祥

图 28　膀胱癌电切手术

后将其送至病理科，病理医生将在显微镜下明确肿瘤的确切病理特征。手术结束后需要将同时带有进水和出水通道的三腔尿管插入膀胱中，用生理盐水冲洗膀胱，防止膀胱内形成血块堵塞尿管。

2. 什么情况下适合做经尿道膀胱肿瘤电切术

经尿道膀胱肿瘤电切手术是膀胱肿瘤治疗最常应用的手术方式，因为70% 以上的膀胱癌都是非肌层浸润的肿瘤。这种肿瘤一般像菜花一样，有一个明显的蒂，在膀胱里侵犯得比较表浅，最深也就侵犯至黏膜下层，未侵犯到肌层。膀胱是通过尿道与外界相通的空腔脏器，这就为微创解决膀胱肿瘤创造了便利。可以经过尿道入带有电切装置的膀胱镜，直视下把膀胱肿瘤从其根部切除，这样就能够在没有手术切口的境况下治疗表浅的膀胱肿瘤。经尿道膀胱肿瘤电切术不仅仅应用于完整切除膀胱肿瘤，还可以作为诊断性手术进行膀胱肿瘤的确定诊断。如果膀胱肿瘤特别地深或者面积特别地广泛，需要明确肿瘤的侵犯深度和侵犯范围，也可以应用经尿道膀胱肿瘤电切术来为医生进一步的治疗奠定病理学基础。

3. 为什么膀胱肿瘤切除后组织是细碎的

前文已经提到了对于浅表的膀胱肿瘤通过经尿道置入器械的方式不开刀就能够切除肿瘤。但由于尿道比较细，无法置入特别粗的器械，膀胱肿瘤稍微大一些就无法将切下来的肿瘤取出来，只能够将肿块切成小条状的组织再通过器械取到体外。尽管膀胱肿瘤在非手术状态下就容易出现脱落而导致种植的可能，但肿瘤被切成碎块确实有潜在的促进膀胱内种植的风险，并且肿瘤碎块化给病理医师的准确诊断也造成了严重的干扰。随着各种能量平台在泌尿外科的应用，医生可以用等离子电切及各种激光将 3cm 以下的肿瘤从其根部切下来，然后应用专用的标本袋将肿瘤整块地取出来，这样就能一定程度上减少肿瘤种植的风险，也能为病理医师提供更加完整的病理标本。膀胱肿瘤整块切除不是在所有浅表性的膀胱肿瘤中都可以应用，在肿瘤面积比较广、肿瘤多发、肿瘤侵犯到肌肉层、肿瘤直径超过 3cm、肿瘤位于膀胱顶底交界的位置时是不适合做整块切除的。

4. 膀胱上只有一个肿瘤，为什么要在膀胱各处取活检

膀胱肿瘤的最大特点就是有多发可能。膀胱是一个空腔脏器，并且由于肿瘤容易脱落的原因，膀胱内的所有黏膜都可能有肿瘤潜在种植的风险。有的膀胱肿瘤在膀胱镜下的表现不是典型的水草样、蘑菇样或者苔藓样，而是与膀胱的炎症非常相似，表现为膀胱黏膜的充血水肿。这种情况下医生应用膀胱镜根本无法判断该部位黏膜是否为正常黏膜，所以医生切除患者的膀胱肿瘤后会在膀胱各个容易出现肿瘤的部位及可疑的黏膜处进行黏膜活检。医生也会在切除肿瘤的深部及边缘取活检，明确是否已经将该部位的肿瘤切除得足够深，切除得足够广。这些活检组织均被医生明确地标记了所在的部位，病理医师会针对每一块组织进行显微镜下的检测，为患者的疾病提供最为准确的病理学报告。只有这样医生才能够为患者制订更准确的治疗方案。

5. 电切手术后 1 个月为什么还要再进行一次电切手术

经尿道膀胱肿瘤电切手术术后医生可能会提醒患者需要在手术后 2~6 周再次进行电切手术，患者朋友们可能就会产生疑问：是不是医生上次手术没有给我切除干净？还是我的病情比较重，没有办法一次切除？这种在第一次电切后短时间内再次进行的电切专业名词叫"二次电切"。二次电切是从欧美的膀胱癌诊疗指南借鉴过来的治疗手段。既往的研究表明，高危尿路上皮癌可能会在第一次手术时出现肿瘤分期的低估，也就是说第一次手术病理报告的是 T_1 期膀胱癌，但可能真实的情况是患者的肿瘤是 T_2 期膀胱癌，只是由于第一次切除时肿瘤体积过大或者过深，无法准确地得到评估。还有一种情况也需要进行二次电切，就是第一次切除时感觉已经切除干净了，但术后病理报告提示肿瘤切除后的边缘还有肿瘤的残存。但患者朋友们千万不要因为二次电切而焦虑，因为在中国二次电切后病理提示有肿瘤残存的可能性远低于欧美。

（胡海龙）

（三）经尿道膀胱肿瘤电切术会有什么风险

1. 经尿道膀胱肿瘤电切术为什么会引起出血，如何处理

尽管经尿道膀胱肿瘤电切手术没有切口，患者做完手术后很快就能进食、下地活动并出院，但如果适应证选择不好仍然会出现很多并发症，甚至存在导致患者死亡的可能。其中最常见的并发症就是术后手术创缘出血，有可能是在做完手术后马上出血，也可能是在术后很长时间以后创缘出血。经尿道膀胱肿瘤电切手术后常规需要进行膀胱冲洗，因为膀胱肿瘤切除后尿液或者冲洗液的浸泡会导致创缘血管焦痂脱落，从而出现创缘的出血。进行膀胱冲洗后，手术创缘的出血马上就会被冲出来，从而避免在膀胱内出现血块进而导致膀胱内冲洗液及尿液引流不畅，出现一个恶性循环，导致膀胱内充满了血块，这在临床上称为膀胱填塞。出现膀胱填塞需要马上进行急诊手术，清除膀胱内血块，甚至因为大量出血需要进行输血治疗。如果因为膀胱内肿瘤巨大，通过经尿道膀胱肿瘤电切进行病理确认而出现术后出血，这种情况下可能无法通过再次经尿道手术确切止血，那么还可以通过血管栓塞进行止血。上述出血如果是慢性出血，还可以通过放疗进行止血。

2. 经尿道膀胱肿瘤电切手术后为什么会发热

经尿道膀胱肿瘤电切手术尽管对患者的创伤比较小，但需要应用器械通过尿道逆行进入到膀胱，这样就有将外界的细菌带到膀胱内的风险。正常人的尿液是没有细菌的液体，但如果膀胱内有肿瘤，就会出现不同程度的血尿，血液是非常好的培养基，膀胱癌患者经常会出现尿液中白细胞升高的情况。在经尿道膀胱肿瘤电切手术的过程中，医生需要向膀胱内注水，将膀胱充盈起来，有时候膀胱内或者尿道内的压力会非常高，如果外界细菌进入膀胱内、尿道内或者因为膀胱内肿瘤的原因存在细菌感染，那么这些细菌可能就会通过手术切除肿瘤的创缘或者尿道损伤的部位进入到全身，从而出现血液中存在细菌的现象，我们称之为菌血症。血液中的细菌被自身的免疫细胞发现后可能会分泌一些导致身体发热的物质，这种情况下患者就会发热，甚至出现高热。上述导致发热的因素如果在手术之前、手术中及手术后不进行相应的检查及治疗，严重者可致感染性休克，有时可危及生命。

3. 经尿道膀胱肿瘤电切手术后为什么会排尿困难

膀胱肿瘤在男性发生的概率是女性的 3 倍，并且更容易发生在中老年男性。这些老年男性患者经常会伴有不同程度的前列腺增生。经尿道膀胱肿瘤电切手术需要将比较粗的器械经尿道置入膀胱，置入的过程中尿道会出现不同程度的黏膜肿胀，如果前列腺部黏膜出现肿胀，或者医生因为明确病理的原因需要在前列腺部尿道进行活检，患者在手术后拔出尿管之后就有出现排尿困难的可能。如果术后尿液存在感染的情况，可能更加加重男性患者排尿困难的程度。患者如果术后出现手术创缘比较严重的出血，导致膀胱内血块的形成，也会堵塞尿道，导致排尿困难甚至尿潴留。所以在经尿道膀胱肿瘤电切手术后，如果患者同时存在前列腺增生，医生会让患者在拔除尿管之前便服用治疗前列腺增生的药物，同时配合着抗炎治疗、止痛治疗，患者发生排尿困难及尿潴留的概率就会显著降低。如果患者出现排尿困难，需要让医生明确具体的原因、排尿困难的程度，避免出现尿潴留。如果患者出现尿潴留就需要马上留置尿管，让尿液顺畅地流出来，避免出现膀胱过度充盈将手术创缘撕裂发生大出血。

4. 经尿道膀胱肿瘤电切手术后为什么会出现心脑血管意外

任何手术，无论是手术本身还是术前的麻醉和手术后的治疗，其实都是对患者身体的一个打击，需要患者全身各个器官协同应对这些打击。有些膀胱肿瘤的患者自身就存在很多基础疾病，在整个治疗过程中原来的疾病可能就会加重或者无法继续治疗，这就可能会导致患者出现相应脏器的功能障碍，甚至出现多个脏器的功能衰竭，如果处理不当甚至会导致患者的死亡。心脑血管疾病是老年人的常见病，这些患者可能需要长期地服用抗血小板药物，而经尿道膀胱肿瘤电切手术前需要暂停服用容易诱发出血的药物，这就会导致患者心脑血管疾病发生的风险显著增加，再加上手术本身也会诱发体内凝血功能的显著改变，上述这些情况都会诱发心肌梗死及脑梗死。医生在进行经尿道膀胱肿瘤电切手术的时候需要让患者将双腿架起来，暴露会阴部，这就会导致患者的下肢血流减缓，如果患者术后也没有进行下肢的适度活动及按摩，容易出现下肢深静脉血栓的形成，这些血栓可能会从静脉里脱落，随着血液循环回流入心脏，最终堵塞肺部的血管，导致患者出现肺栓塞，使患者无法通过肺脏吸收空气中的氧气。肺栓塞死亡率是非常高的，所以医生可能对具有高危因素的患者在手术前开具抗凝药物，防止肺栓塞的发生，术后也会给患者穿弹力袜，防止下肢静脉血液淤滞，同时督促患者术后尽早下地活动，让患者家属适度地按摩患者下肢，防止肺栓塞这种恶性事件的发生。

5. 经尿道膀胱肿瘤电切手术后为什么会出现尿急、尿频及尿痛

尿急、尿频和尿痛及相应的一些症状在医学里统称为下尿路刺激症状。

经尿道膀胱肿瘤电切手术必然会对患者的尿道及膀胱造成损伤。经尿道膀胱肿瘤电切手术后留置尿管也容易造成患者的膀胱黏膜充血水肿，增加细菌逆行进入膀胱的风险。在膀胱内靠近前列腺的部位是膀胱肿瘤的高发区域，如果这个位置进行膀胱肿瘤切除，该区域手术创缘会因为在排尿最后的阶段进行收缩，诱发该区域的痛觉反射。医生在经尿道膀胱肿瘤电切术时经常会让患者服用解决痉挛的药物，再配合相应的抗炎治疗，降低患者下尿路刺激症状的程度。所以在经尿道膀胱肿瘤电切手术后，患者朋友们要通过相应的沟通渠道向手术医师汇报是否存在上述这些症状，医生会根据相应的检查查找产生上述症状的原因，为患者提供个体化的治疗方案。

6. 经尿道膀胱肿瘤电切手术后为什么会出现输尿管管口损伤

肾脏的尿液是通过输尿管流入至膀胱的，膀胱内有两个输尿管管口，这两个管口对称分布，比较靠近膀胱出口的区域，而这个区域是最容易出现膀胱肿瘤的位置。正常人的输尿管是通过一个潜行的肌肉隧道进入膀胱的，并且尿液在输尿管内的传输不是像自来水在水管里一样被动地流淌，而是输尿管主动蠕动的结果。这种精妙的人体构造让输尿管只能把尿液由肾脏传送至膀胱，避免了膀胱内的尿液反流至肾脏。如果输尿管管口这个部位周围出现了肿瘤，医生在手术的过程中可能会将输尿管管口也切除，无论是应用激光能量还是通过等离子电切装置切除肿瘤，其原理都是通过能量将肿瘤从正常的组织上切割下来并且将肿瘤的血管变成焦痂。这就会产生两个问题。第一个就是输尿管管口可能由于热损伤发生狭窄，从而导致尿液无法顺畅地流入膀胱；第二个问题就是输尿管抗反流的机制消失，膀胱内的尿液会反流入肾脏甚至进入全身血液循环，甚至膀胱内的肿瘤也会从膀胱反流至输尿管及肾脏，导致这些部位出现肿瘤。所以在经尿道膀胱肿瘤电切手术后的定期复查中患者朋友需要进行超声的复查，检测肾脏是否有积水，从而尽早地发现输尿管损伤并发症并尽早地进行治疗。

7. 经尿道膀胱肿瘤电切手术后为什么会出现尿道狭窄

经尿道膀胱肿瘤电切手术需要经过尿道置入相应的器械才能将膀胱内的肿瘤切除。为了进行高效的肿瘤切除，一般采用的设备都是直径接近1cm 的套管。人类的尿道有正常的生理弯曲，硬性膀胱镜通过这些正常的生理弯曲可能就会对这些区域的尿道黏膜造成损伤，损伤后的黏膜就会产生炎症修复从而导致瘢痕的发生。瘢痕范围比较小时患者不会有明显的感受；如果瘢痕比较大，影响了患者的排尿，患者就会出现排尿困难症状；如果瘢痕几乎将尿道封闭，甚至仅仅有针眼大小的缝隙流出尿液，患者排尿困难的程度可想而知，这种情况下患者经常会出现尿潴留。容易出现尿道狭窄的部位包括尿道外口、尿道膜部及膀胱颈口，当然整个尿道都可能出现尿道狭窄，只不过上述这三个部位尿道狭窄的发生概率显著增加。尿道狭窄出现的症状可能与术后的排尿困难相同，所以患者朋友们无法知道术后是否存在尿道狭窄，但尿道狭窄整体上的发生时间是比较晚的，一般都会发生在拔除尿管一周以后。不同部位及不同程度的尿道狭窄的治疗方法可能会不同，患者朋友需要知道，如果术后出现了排尿困难，并且在药物治疗后没有明显的缓解，随着术后恢复时间的延长，排尿困难症状越来越严重，就要高度警惕尿道是否存在狭窄。

（胡海龙）

···········（四）切除膀胱后为什么还要往膀胱里灌药 ···········

1. 非肌层浸润性膀胱癌为什么会复发，复发率如何

患者朋友们经常会有这个疑问：医生对我说这种没有侵犯到肌层的膀胱癌侵袭程度较低，预后比较好，切除膀胱肿瘤后不就没事了吗，为什么还需要进行膀胱灌药？

进行膀胱灌注治疗是因为膀胱癌是复发率很高的恶性肿瘤。非肌层浸润性膀胱癌虽然相对预后较好，通常不需要做全膀胱切除这样的大手术，但即便在进行完整的经尿道膀胱肿瘤电切的手术后，仍然存在较高复发率及进展为肌层浸润性膀胱癌的风险。非肌层浸润性膀胱癌行经尿道膀胱肿瘤电切后，有 10%~67% 的患者会在 12 个月内复发，术后 5 年内有 24%~84% 的患者复发，以异位复发为主。

复发的原因有多个：①在手术过程中，由于设备、分辨率、部位、肿瘤大小等条件的限制，手术医生没有将所有肿瘤完全切除干净；②手术中肿瘤细胞可能会脱落种植到其他部位；③原来并非癌变的组织，譬如说移行上皮增殖或非典型病变，过了一段时间进展成为膀胱癌；④由于膀胱癌患者自身基因易感性和肿瘤微环境等危险因素，膀胱上皮继续受到尿中致癌物的刺激。

2. 什么样的肿瘤需要进行膀胱灌注

膀胱癌按浸润层次由浅入深可以划分为 T_a 期（非浸润性乳头状癌），T_1 期（侵犯上皮下层），T_2 期（浸润肌层），T_3 期（侵犯膀胱周围组织），T_4 期（侵犯膀胱邻近器官）。T_2 期以下（不包含 T_2 期）的肿瘤称作非肌层浸润性膀胱癌，由于其复发率高，适合进行膀胱灌注。其中 T_a 期肿瘤的复发率为 50%~70%，T_1 期肿瘤一般复发率大于 80%。国际众多循证医学证据表明在膀胱局部灌注药物能够减少非肌层浸润性膀胱癌的复发率及降低其进展为肌层浸润性膀胱癌的风险。可能的机制为对残留肿瘤细胞以及肉眼难以发现的肿瘤产生杀伤作用。

3. 膀胱灌注药物与全身静脉用药相比有什么优势

大多数实体肿瘤除了手术治疗外，还可以辅助以化疗、放疗这样的手段。而通过静脉输液或口服药物进行全身化疗会给患者带来很多的副作用，譬如骨髓抑制、食欲减退、肝肾功能损害、皮炎、脱发等问题。这通常是由于化疗靶向性弱，经常会杀伤全身多器官组织的正常细胞。但由于膀胱是一个与外界相通的器官，可以通过插尿管将化疗药物或者其他治疗药物从尿管打进膀胱，方便地施行局部治疗，避免了对全身其他脏器的损伤，

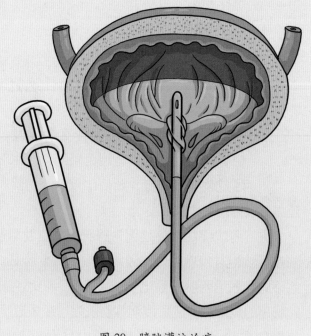

图 29　膀胱灌注治疗

我们称之为膀胱灌注治疗。对于非肌层浸润性膀胱癌的患者，通过尿道放入膀胱镜将膀胱肿瘤切除后，往往还辅助以膀胱灌注治疗来取得良好的治疗效果，减少或避免全身化疗带来的副作用。

需要注意的是，由于膀胱灌注是腔内治疗，药物通常只能接触到靠近腔内层次的组织，对于表浅膀胱癌的治疗效果较好，而对于浸润到较深层次的肿瘤或者已经突破膀胱最外层浆膜的肿瘤，效果十分有限。因此，并非所有膀胱癌人群都能选择这种方便的局部治疗方式并获益。

（徐啊白）

···········（五）膀胱灌药，应该选哪种，灌多久···········

1. 影响膀胱癌复发的因素有哪些

上文中我们讲到非肌层浸润性膀胱癌患者可以选择膀胱灌注治疗的方式，既方便又可避免或减少全身化疗带来的副作用。

对于膀胱灌注治疗的患者，药物的选择以及疗程长短，并不是一成不变的，和患者的复发风险有关。

影响非肌层浸润性膀胱癌复发风险及进展的危险因素包括肿瘤数量、大小、分期、分级、复发频率以及是否存在原位癌。

2. 膀胱癌的复发风险怎么界定

非肌层浸润性膀胱癌具有复发率高的特点，而不同的患者复发率不一样。

由多个国际指南制订了通用的标准，根据肿瘤数量、大小、分期、分级、复发频率以及是否存在原位癌（CIS）这些危险因素，可以将非肌层浸润性膀胱癌患者分为四组：低危、中危、高危、极高危（表 3）。

表 3　非肌层浸润型膀胱癌（NMIBC）危险度分组

低危 NMIBC	原发、单发、T_aG_1（低恶性潜能乳头状尿路上皮肿瘤，低级别尿路上皮癌）、直径 <3cm，没有 CIS。（注：必须同时具备以上条件才是低危非肌层浸润性膀胱癌）
中危 NMIBC	所有不包含在低危和高危分类中的 NMIBC

续表

高危 NMIBC	符合以下任何一项： ① T_1 期肿瘤 ② G_3（或高级别尿路上皮癌） ③ CIS ④ 同时满足：多发、复发和直径 >3cm 的 $T_aG_1G_2$（或低级别尿路上皮癌）
极高危 NMIBC	当符合以下任何一项时，认为是极高危 NMIBC 亚组 ① T_1G_3（高级别尿路上皮癌）并发膀胱 CIS； ② 多发，大的，复发的 T_1G_3（高级别尿路上皮癌）； ③ T_1G_3（高级别尿路上皮癌）并发前列腺部尿道 CIS； ④ 尿路上皮癌伴不良组织学变异亚型； ⑤ 卡介苗（BCG）治疗失败的 NMIBC

3. 膀胱灌注化疗药物有哪些

最早在 20 世纪 60 年代，应用塞替派进行膀胱内灌注来降低非肌层浸润性膀胱癌的复发率。此后新的药物交替出现，常用的有：吡柔比星、表柔比星、多柔比星、羟喜树碱、丝裂霉素、吉西他滨等。目前这些药物的临床最佳剂量、灌注频率、维持灌注时间尚存在争议。与系统化疗不同，膀胱灌注化疗的疗效与局部药物浓度而不是与药物剂量成正比。另外，药物与膀胱壁的接触时间、药物 pH 也是重要影响因素。

4. 膀胱灌注化疗方案有哪些

膀胱癌患者的灌注方案或疗程包括：即刻膀胱灌注化疗、早期及维持灌注化疗方案。

即刻膀胱灌注化疗：在经尿道膀胱肿瘤电切手术后的 24 小时内完成灌注化疗，称为即刻灌注化疗。即刻灌注化疗的优势在于阻止电切手术后肿瘤细胞的再次种植过程，一旦错过这个时间段，仍有活性的肿瘤细胞有可能紧密黏附于膀胱内表面并被细胞外基质保护，获得较好的存活生长条件。当然，在手术中出现膀胱穿孔或手术创面大的患者，由于化疗药物吸收会带来明显的不良反应，因此不推荐进行即刻灌注。

早期及维持灌注化疗方案：早期灌注（也称诱导灌注）即术后 4~8 周期间，每周进行 1 次膀胱灌注；之后是维持灌注，每个月进行 1 次膀胱灌注，维持 6~12

个月。目前对于最佳的维持灌注的时间和频率仍没有定论，大多数专家不推荐一年以上的膀胱灌注化疗疗程。由于药物特性差异，每次灌药后在膀胱内的保留时间需遵照药品说明书。

指南推荐，低危患者做即刻灌注化疗即可。由于低危非肌层浸润性膀胱癌术后即刻灌注化疗后的复发概率很低，可以不再继续做膀胱灌注治疗。中危患者在进行术后即刻膀胱灌注化疗后，要继续膀胱灌注化疗，也可以进行卡介苗灌注免疫治疗。对于高危患者，建议术后使用卡介苗进行灌注免疫治疗，也可选择术后维持灌注化疗。

5. 膀胱灌注免疫药物有哪些

目前国际上主要应用卡介苗来进行膀胱灌注免疫治疗，另外也有其他制剂如铜绿假单胞菌、A群链球菌、红色诺卡菌等。卡介苗是一种出减毒牛型结核分枝杆菌悬浮液制成的活菌苗，具有一定的抗原性、致敏性和残余毒性，对非肌层浸润性膀胱癌的效果较好。其发挥作用的机制尚不十分清楚，可能是通过以下机制：①卡介苗与膀胱表面接触后引起的炎症，促发了局部细胞免疫反应；②卡介苗本身的细胞毒作用，可杀伤肿瘤细胞。但是有免疫缺陷的患者，如先天性或获得性免疫缺陷综合征、器官移植患者或者其他免疫力低下的患者，由于其免疫激活效果有限以及潜在结核播散或进展的风险，均不适合行卡介苗治疗。活动性结核患者也不适合行卡介苗治疗，以免病情进一步恶化。

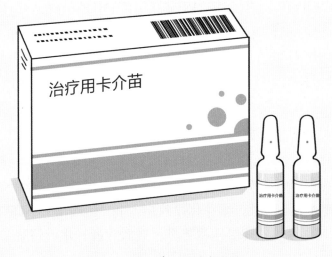

图 30　膀胱灌注用的卡介苗

6. 膀胱灌注卡介苗方案与灌注化疗药物有什么不同

由于经尿道膀胱肿瘤电切手术后膀胱有开放创面，即刻灌注会引起严重的不良反应，加上早期给药并没有优势，所以指南推荐至少手术两周后才开始卡介苗灌注。卡介苗治疗开始后，采用每周1次连续6次的灌注，作为诱导灌注。循证医学证据提示卡介苗维持治疗能获得较佳的疗效。以治疗用卡介苗为例，在6周的诱导灌注后，行每2周1次共3次强化灌注，随后开始每个月1次的维持灌注共10次，1年共19次。卡介苗适用于高危非肌层浸润性膀胱癌的治疗，可以延缓膀胱癌的进展。但是卡介苗不能改变低危非肌层浸润性膀胱癌的病程，且不良反应发生率较高，所以低危组不推荐进行卡介苗灌注。

俗话讲，是药三分毒。尽管膀胱局部灌药简便易行、全身副作用少，但仍然存在一定的副作用，须严格按照说明书使用，严密随访观察，一旦出现副作用及时处理。

（徐啊白）

（六）膀胱灌药的副作用怎么处理

1. 膀胱灌药有什么副作用

前面我们提到，膀胱灌药对于非肌层浸润性膀胱癌患者的治疗效果较好，但任何事物都有两面性。针对灌药来说，具体有哪些副作用呢？

对于灌注化疗药来说，最常见的不良反应为化学性膀胱炎，表现为膀胱刺激症状和血尿，症状严重程度与灌注剂量和频率相关。如果在灌注期间有严重的膀胱刺激症状，应该推迟或停止灌注以避免继发性膀胱挛缩。多数不良反应在停止灌注后可自行改善。除了膀胱炎，不同灌注药物常见的不良反应有所不同。阿霉素常引起发热、过敏、膀胱挛缩；表柔比星常引起膀胱挛缩；塞替派易引起骨髓抑制；丝裂霉素常引起皮疹、膀胱挛缩；干扰素常引起流感样症状；使用吉西他滨偶有恶心的情况。相比于灌注化疗药物，卡介苗灌注的不良反应率更高，包括膀胱炎、血尿、发热、反应性关节炎、造血功能异常、膀胱挛缩、结核性肺炎等。

2. 灌药后出现膀胱炎怎么办

膀胱灌注化疗药物和免疫治疗药物的副作用类似，由于灌注卡介苗的不良反应率更高，下面以卡介苗为例对灌注不良反应的处理进行说明。

（1）当出现膀胱炎症状时，先采用苯偶氮吡啶，溴化丙那林或非甾体抗炎药处理。

（2）若使用上述消炎药物后症状在几天内改善，则可恢复灌注。若症状持续或加重，则推迟灌注，做尿培养，开始经验性抗生素治疗。

（3）若应用抗生素治疗后症状持续，可以根据尿培养药物敏感性试验结果进行抗生素调整。如果上述尿培养结果阴性，静脉滴注喹诺酮类药物及消炎镇痛药每天 1 次（必要时可重复周期应用）。

（4）若上述治疗后症状仍持续，则应用抗结核药物及糖皮质激素。

（5）若以上方案治疗后仍无反应，和 / 或出现膀胱挛缩，则行膀胱全切。

3. 灌药后出现血尿怎么办

（1）如果除了血尿还出现其他症状，需要做尿培养检查，来排除出血性膀胱炎的可能；

（2）如果血尿持续存在，要怀疑存在膀胱肿瘤的可能，要做膀胱镜检查来评估。

4. 灌药后出现前列腺炎怎么办

灌药后出现的前列腺炎一般是有症状的肉芽肿性前列腺炎，这种症状较为罕见，需要做尿培养检查以获取细菌学和药物敏感结果；一般应用喹诺酮类抗生素来治疗；如果喹诺酮类对患者无效，则连续 3 个月使用异烟肼（300mg/d）和利福平（600mg/d）来治疗；停止膀胱灌注治疗。

5. 灌药后出现附睾炎怎么办

灌药后出现附睾或睾丸炎症，首先做尿培养检查并使用喹诺酮类抗生素；同时停止膀胱灌注治疗；如果有脓肿或抗感染治疗没有反应，做睾丸切除手术。

6. 灌药后出现发热怎么办

灌药后出现发热不用过于担心，循证医学证据显示，无论是否使用退烧药，发热症状通常在48小时内缓解。但如果出现持续高热，即持续>38.5℃超过48小时，需要引起重视并调整治疗方案：永久停止卡介苗膀胱灌注；立即通过尿液培养，抽血检查，胸部X线检查进行诊断评估；在进行诊断评估的同时，立即使用两种以上的抗菌药物进行治疗；请感染科的医生会诊指导治疗。

7. 灌药后出现关节痛怎么办

灌药后出现关节痛是罕见的并发症，考虑由自身免疫反应引起。关节疼痛症状可以用非甾体抗炎药对症治疗；关节炎也可采用非甾体抗炎药来治疗；如果对非甾体抗炎药没有反应或仅有部分反应，则使用皮质类固醇，大剂量喹诺酮类抗生素或抗结核药来治疗。

8. 灌药后出现脓毒血症怎么办

使用卡介苗膀胱灌药后可能会出现脓毒血症，这是比较严重的并发症。由于卡介苗是减毒的活菌苗，具有一定的免疫原性，一定要严格按照说明书和指南规定的方案操作。如果没有血尿的症状和体征，经尿道膀胱切除术后至少2周开始使用卡介苗。使用卡介苗后如果出现脓毒血症，立即停用卡介苗。当发生严重感染时，应使用：①高剂量喹诺酮类药物或异烟肼、利福平和乙胺丁醇每天1.2g，持续6个月；②只要症状持续，早期行激素冲击治疗；③使用一种经验型非特异性抗生素来覆盖革兰氏阴性菌和/或肠球菌。

9. 灌药后出现过敏反应怎么办

当灌注后出现过敏反应时，应采用抗组胺药和消炎药；另外应用大剂量的喹诺酮类药物或异烟肼、利福平来治疗持续症状；持续治疗直到反应消失。

（徐啊白）

（七）膀胱肿瘤电切术后复发怎么办

1. 如何确定膀胱癌复发

非肌层浸润性膀胱癌患者电切术后复发率较高，当出现肿瘤复发时，该如何应对？非肌层浸润性膀胱癌患者经尿道膀胱肿瘤电切术后，须进行严格、规范的随访。随访过程中需要进行超声、CT 等影像学检查，以及尿脱落细胞学、尿液膀胱癌标志物等检查，最为关键的是进行膀胱镜检查，一旦镜检发现异常，应进行活检及病理检查以确定是否出现复发和进展。

2. 出现膀胱癌复发后原灌注方案需要改变吗

非肌层浸润性膀胱癌患者因其危险度不同而采取不同的灌注方案，采用维持灌注方案的患者，需要 1 个月进行一次膀胱癌灌注。一旦膀胱镜及病理确认出现膀胱癌复发，原来的方案作废。需要根据复发的病理结果再次评估其危险度，再根据不同的危险度选择更新后的方案，随访方案也重新开始。

3. 出现膀胱癌复发后如何重新评估风险

若病理结果再次确诊为非肌层浸润性膀胱癌，根据肿瘤数量、大小、分期、分级、复发频率以及是否存在原位癌（CIS）这些危险因素，将非肌层浸润性膀胱癌（NMIBC）分为四组：低危、中危、高危、极高危。具体划分条件同上文表 3。

若病理结果确诊为肌层浸润性膀胱癌，则需要评估全身状况，按照肌层浸润性膀胱癌评估及处理。

4. 出现膀胱癌复发后如何调整灌注方案

经病理结果再次确诊为非肌层浸润性膀胱癌，评估风险后重新开始膀胱灌注治疗。对于低危患者，进行即刻灌注化疗；对于中危患者，推荐术后维持膀胱灌注化疗，也可以使用卡介苗灌注免疫治疗；对于高危患者，建议术后卡介苗灌注免疫治疗，也可选择术后维持灌注化疗。

5. **出现膀胱癌复发后随访方案会被打乱吗**

出现膀胱癌复发，经病理结果再次确诊为非肌层浸润性膀胱癌，评估风险后随访方案重新开始。随访过程中需要进行超声、CT、尿脱落细胞学、尿液膀胱癌标志物等检查，最为关键的是进行膀胱镜检查。推荐所有患者在电切术后3个月进行第一次膀胱镜检查，若存在手术切除不完整、肿瘤进展迅速等情况可以提前。高危患者前2年每3个月进行一次膀胱镜检查，第3年开始每半年进行一次膀胱镜检查，第5年开始每年进行一次膀胱镜检查直到终身。低危患者若第一次膀胱镜检查为阴性，则在术后第一年时再行第二次膀胱镜检，之后每年一次直到第5年。中危患者的随访介于两者之间，根据个体预后因素和一般情况来决定。随访过程中一旦出现复发，则按上述方案重新开始。

（徐啊白）

（八）早期膀胱癌切掉整个膀胱是不是更稳妥

1. **早期膀胱癌做根治性全切是否更稳**

2013年，美国著名好莱坞影星安吉丽娜·朱莉由于检测出 *BRCA* 基因突变，在没有发现任何局部病变的情况下，作出大胆的决定，选择切除双乳以避免乳腺癌的风险，掀起了轩然大波，舆论中既有赞赏此举动的勇气，也有对过早切除乳房的惋惜。对于非肌层浸润性膀胱癌采取根治性膀胱全切的方式，似与之有相似之处，是否值得效仿和推荐呢？

从肿瘤控制的角度来说，早发现、早诊断、早治疗可以给患者带来较好的肿瘤控制及治疗效果，这几乎可适用于所有肿瘤。采取经尿道膀胱肿瘤电切的手术方式，存在肿瘤残留、肿瘤种植、低估分期的风险，而采用膀胱全切的方式，似乎能够完整切除肿瘤本身，的确较能杜绝肿瘤的复发及避免进展。

2. **早期膀胱癌做根治性全切是否更妥**

膀胱癌按病理浸润深度可分为危害程度较低的非肌层浸润性膀胱癌和危害程度较高的肌层浸润性膀胱癌。对于非肌层浸润性膀胱癌，通常采取经尿道膀胱肿瘤电切手术辅以膀胱灌注治疗的方案，肌层浸润性膀胱癌则通常采取膀胱癌全切加尿流改道的手术方式。

非肌层浸润性膀胱癌复发率较高，随访过程中定期膀胱镜检查也给患者带来了较大的心理负担和经济压力。那么，是否可以考虑给非肌层浸润性膀胱癌采取膀胱全切的方式呢？

从生活质量的角度来说，女明星切乳后除了乳腺假体的外观质感有所变化，生活质量并不会明显受到影响。与女明星预防性切除双乳不同的是，膀胱全切后患者直接面临尿流改道的难题，无论是采取最为简便的输尿管造口、回肠输出道这些没有控尿的手术方式，还是采取可控膀胱、肠代新膀胱这些可控尿的方式，由于局部的器官组织分布及神经支配的改变，都无法达到原来膀胱的控制效果，日常生活及社交活动能力均打折扣。另外，不同尿流改道方式都存在各种各样的并发症风险，一旦出现较大并发症，生活质量下降明显，生命也有可能受到严重威胁。

从经济的角度来说，膀胱全切加尿流改道手术难度更大、手术费用更高。术后仍然需要进行规律的随访及检查，所需费用并不会明显少于经尿道膀胱肿瘤电切术后的随访费用。

3. 什么情况下非肌层浸润性膀胱癌患者适合膀胱全切

目前指南仅推荐对部分高危的非肌层浸润性膀胱癌患者进行膀胱全切治疗，包括：①复发或多发的 T_1G_3（或高级别）肿瘤；②伴发原位癌（CIS）的 T_1G_3（或高级别）肿瘤；③卡介苗（BCG）治疗无效的肿瘤；④电切和膀胱灌注治疗复发控制的广泛乳头状病变；⑤膀胱非尿路上皮癌；⑥尿路上皮癌伴不良组织学变异亚型。

随着现代医学技术的快速进展和人类生活水平逐步提高，越来越多的人更加注重生活质量而非单纯的肿瘤控制。即便对于危害更大、侵袭性更强的肌层浸润性膀胱癌患者，往常专家推荐的只有根治性膀胱切除术，而现在国际上有越来越多的专家开始倡导保留膀胱的综合治疗。对于严格筛选、随访依从性好的患者，施行保留膀胱的综合治疗亦可取得良好的治疗效果。反过来，对于危害较小、侵袭性较低的早期非肌层浸润性膀胱癌患者施行膀胱全切颇有点杀鸡取卵的意味。因此，早期膀胱癌切掉整个膀胱从肿瘤控制的角度更"稳"，但对于患者的生活质量而言并非更"妥"。

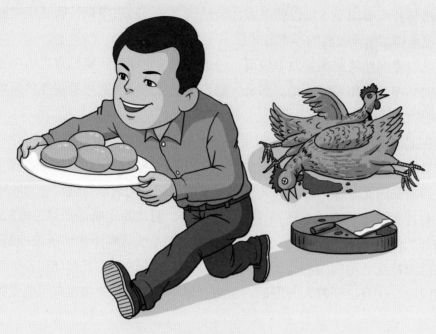

图 31　杀鸡取卵

（徐啊白）

（九）什么是根治性膀胱切除

1. **哪些患者适合做根治性膀胱切除手术**

　　整体来说，根治性膀胱切除手术适用于所有没有远处转移的可完整切除肿瘤的肌层浸润性膀胱癌患者。但涉及具体某个患者，手术还需要根据肿瘤的病史、病理类型、分期、分级、部位、有无累及邻近器官等情况，结合患者的全身状况全面考虑。目前指南认为以下情况可以考虑根治性膀胱切除术：没有远处转移的肌层浸润性膀胱癌；高危非肌层浸润性膀胱癌 T_1G_3（高级别）；卡介苗（BCG）治疗无效的原位癌；反复复发的非肌层浸润性膀胱癌；经尿道膀胱肿瘤电切术和膀胱灌注治疗无法控制的广泛乳头状病变及膀胱非尿路上皮癌等。

2. 根治性膀胱切除术需要切除哪些器官

经典的根治性膀胱切除术的手术范围包括膀胱及周围脂肪组织、输尿管远端，并行盆腔淋巴结清扫术；男性还应包括前列腺、精囊，女性还应包括子宫、部分阴道前壁、子宫附件。如果肿瘤侵犯尿道、女性膀胱颈部或男性前列腺部，或术中冰冻发现切缘阳性，则须行全尿道切除。

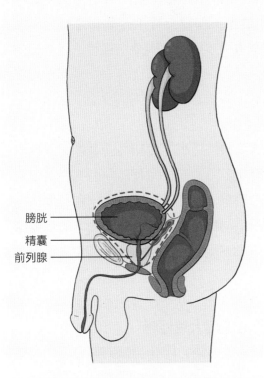

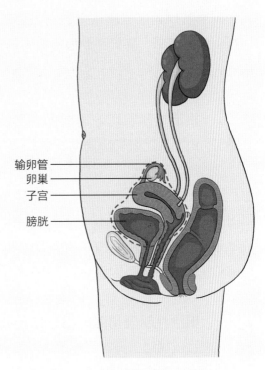

图 32　男性膀胱癌根治术切除范围　　　图 33　女性膀胱癌根治术切除范围

3. 男性根治性膀胱切除手术可以保留前列腺和性功能吗

在根治性膀胱切除术中，医生越来越多地注重膀胱切除术后患者的生活质量和性功能，对神经及生殖器官的保护有了越来越多的研究。有研究报告了保护神经血管束、部分或全部前列腺和精囊的术式，以提高患者术后生活质量。需要注意的是，大多数报告仅限于小样本回顾性队列研究，手术需要医生慎重权衡由于保留器官而导致的肿瘤复发风险。虽然保留器官的膀胱切除术有提高患者整体生活质量的潜在优势，根治性膀胱前列腺切除术仍然是治疗肌层浸润性膀胱癌的金标准。

4. 女性根治性膀胱切除手术可以保留生育功能吗

在女性中，保留子宫、卵巢和阴道前壁的根治性膀胱切除术也在探索之中，临床也有许多保留女性生育功能的病例报道。虽然在女性根治性膀胱切除时，经常提倡前盆腔脏器切除，但尿路上皮癌很少累及妇科器官。因此，是否所有的行根治性膀胱切除术的女性患者均需切除卵巢、子宫仍有待商榷。除非膀胱颈有肿瘤侵犯，否则在膀胱切除时可以不必切除全部尿道，以便采用原位新膀胱作为尿流改道方式。需要指出的是，保留女性生殖器官是否会增加切缘阳性的概率、降低肿瘤根治效果仍有待进一步研究，因此应谨慎选择合适的病例。

5. 根治性膀胱切除需要做淋巴结清扫吗

根治性膀胱切除同时行盆腔淋巴结清扫，是肌层浸润性膀胱癌的标准治疗。盆腔淋巴结清扫不仅是一种治疗手段，而且为预后判断提供重要的信息。淋巴结状态是影响根治性膀胱切除术后患者长期无复发生存率和总体生存率的最重要的因素。因此，细致的盆腔淋巴结清扫是根治性膀胱切除术的重要组成部分。研究发现大约 70%~80% 的淋巴结阳性的患者最终会出现疾病复发，而淋巴结阴性患者疾病复发率大约仅为 30%。

6. 根治性膀胱切除时淋巴结清扫的范围越大越好吗

膀胱癌的主要淋巴引流部位包括髂内、髂外、闭孔和骶前淋巴结；次要引流部位包括较高水平的髂总、主动脉旁、主动脉-腔静脉间和腔静脉旁淋巴结。目前主要盆腔淋巴结清扫范围有局部淋巴结清扫、标准淋巴结清扫和扩大淋巴结清扫三种，不同研究对于三者具体范围的描述不尽相同。一般来说，局部淋巴结清扫仅清扫闭孔内淋巴结及脂肪组织；标准淋巴清扫的范围是髂总血管分叉处（近端），生殖股神经（外侧），旋髂静脉和 Cloquet 淋巴结（远端），髂内血管（后侧），包括闭孔、两侧坐骨前和骶骨前淋巴结。虽然多项研究表明扩大盆腔淋巴结清扫有利于改善预后和准确分期，但是对其确切解剖范围仍有一些争议。扩大淋巴结清扫在标准淋巴结清扫的基础上向上扩展至主动脉分叉处，甚至可以扩展至肠系膜下动脉水平，包括髂总血管、腹主动脉远端及下腔静脉周围淋巴脂肪组织。综合根治性膀胱切除术盆腔淋巴结清扫相关的研究结果，建议足够盆腔淋巴结清扫至少包括两侧髂总、髂总动-静脉间、髂内和闭孔的所有淋巴组织。

因此对于大部分患者，推荐进行标准盆腔淋巴清扫。对于术前或术中怀疑淋巴结转移者应考虑扩大淋巴结清扫。

（董文）

（十）膀胱切掉以后怎么排尿

1. 切了膀胱怎么排尿

膀胱在人体内主要发挥着储尿和排尿的作用，膀胱被切掉以后，常常需要人造膀胱或者将尿液从腹壁排出，用专业术语讲需要行尿流改道术。根治性膀胱切除术后尿流改道方式尚无标准方案，目前有多种方法可选。从解剖学的角度出发，目前主要有三种可供选择的尿流改道方式。一是经腹壁尿流改道：主要有输尿管皮肤造口术，回肠或者结肠通道术，以及各种形式的可控贮尿囊。二是经尿道的尿流改道术，主要包括由不同部位的胃肠道构建的形式各异的储尿囊或者新膀胱与尿道连接形成的可控、原位的尿流改道方式。三是经肛门的尿流改道术，这也是一种可控的尿流改道方式，包括乙状结肠直肠膀胱术等。

尿流改道方式与术后并发症相关，尿流改道方式的选择需要根据患者的具体情况，如年龄、伴随疾病、术前肾功能、预期寿命、盆腔手术及放疗史等，并结合患者的要求及术者经验慎重选择。医生术前应与患者充分沟通，告知患者尿流改道的各种手术方式及其优缺点，由患者决定尿流改道方式。保护肾功能、提高患者生活质量是治疗的最终目标。神经衰弱、精神病、预期寿命短、肝或肾功能严重受损的患者不宜采用复杂性尿流改道术。

2. 哪些人适合原位新膀胱术

原位新膀胱术由于患者不需要腹壁造口，保持了生活质量和自身形象，已逐渐被各大医疗中心作为根治性全膀胱切除术后尿流改道的主要手术方式之一，可用于男性和女性患者。首选末段回肠去管化制作回肠新膀胱，如Studer膀胱，M形回肠膀胱等。国内有报道显示去带乙状结肠新膀胱亦取得较好疗效，升结肠、盲肠、胃应用相对较少。

采用原位新膀胱作为尿流改道方式应满足以下条件：尿道完整无损和外括约

肌功能良好；术中尿道切缘肿瘤阴性；肾脏功能良好可保证电解质平衡及废物排泄；肠道无明显病变。术前膀胱尿道镜检查明确肿瘤侵犯尿道、膀胱多发原位癌、盆腔淋巴结转移、估计肿瘤不能根治、术后盆腔局部复发可能性大、高剂量术前放疗、复杂的尿道狭窄以及生活不能自理者为原位新膀胱术的禁忌证，女性患者肿瘤侵犯膀胱颈、阴道前壁亦为手术禁忌。存在膈肌裂孔疝、腹壁疝、盆底肌松弛、子宫脱垂等影响腹压的病变时应慎重选择，必要时同时处理该病变。在严格掌握适应证情况下，原位新膀胱术不影响肿瘤治疗效果。

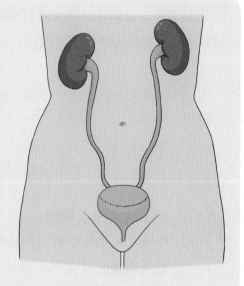

图 34　原位新膀胱

3. 回肠通道术的优缺点有哪些

回肠通道术是一种经典的简单、安全、有效的不可控尿流改道的术式，是不可控尿流改道的首选术式，也是最常用的尿流改道方式之一。其主要缺点是

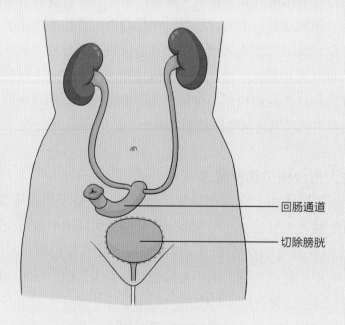

回肠通道

切除膀胱

图 35　回肠通道术

需腹壁造口、终身佩戴集尿袋。各种形式的肠道尿流改道中，回肠通道术的晚期并发症要少于可控贮尿囊或原位新膀胱。伴有短肠综合征、小肠炎性疾病、回肠受到广泛射线照射的患者不适于此术式。对于无法采用回肠通道术的患者，可采用结肠通道术作为替代术式。横结肠膀胱术对于进行过盆腔放疗或输尿管过短的患者可选用。

4. 输尿管皮肤造口术的优缺点有哪些

输尿管皮肤造口术是一种简单、安全的术式，可分为双侧造口和单侧造口，适用于预期寿命短、有远处转移、姑息性膀胱全切、肠道疾患无法利用肠管进行尿流改道或全身状态不能耐受手术者。由于输尿管直径小，皮肤造口狭窄发生率较高。尿流改道相关的并发症发生率方面，输尿管皮肤造口术围手术期并发症发生率要明显低于回、结肠通道术。但是输尿管皮肤造口术后远期出现造口狭窄和逆行泌尿系感染的风险比回肠通道术高。

5. 有哪些经皮可控尿流改道术

经皮可控尿流改道术，是 20 世纪 80 年代兴起的一种术式，以 Kock Pouch 和 Indiana Pouch 为代表，由肠道去管重建的低压贮尿囊、抗反流输尿管吻合和可控尿的腹壁造口组成。可控尿流改道患者需要经常导尿，因此增加了逆行感染的概率。此类手术技术较复杂、需要较长的肠管，且术后输出道脱套失去控尿功能等并发症也较多，因此现在比较少用。

6. 利用肛门控尿的术式有哪些

利用肛门括约肌控制尿液的术式包括：①尿粪合流术，如输尿管乙状结肠吻合术；②尿粪分流术，如直肠膀胱术（直肠膀胱、结肠腹壁造口术）。输尿管乙状结肠吻合术由于易出现逆行感染、高氯性酸中毒、肾功能受损和恶变等并发症，现已很少用，但这种术式的改良（如 Mainz II术式）可以减少并发症的发生，所以还被一些治疗中心选择应用。

无论采用何种尿流改道方式，患者术后应定期复查，了解是否存在上尿路梗阻、感染以及结石情况，及时治疗以保护肾功能。接受原位新膀胱手术的患者需要更密切的随访。

（董文）

·········（十一）根治性膀胱切除手术有什么风险·········

1. 根治性膀胱切除术风险大吗

根治性膀胱切除术是泌尿外科最复杂的手术之一，手术时间长，手术操作步骤复杂，因此相对于简单的手术，手术的风险更大，手术的并发症发生率更高。经过多年临床经验的积累，虽然手术的效果明显提高了，并发症降低了，手术死亡率基本都控制在 2.5% 以下，但大家对这样一个大手术风险的担心似乎一点没有减少，下面再和大家详细谈谈膀胱全切手术究竟有哪些风险。

2. 根治性膀胱切除术主要并发症有哪些

根治性膀胱切除术的并发症可分为术中并发症和术后并发症。术后并发症根据发生时间的不同，可分为术后早期并发症和术后晚期并发症。术中并发症主要包括出血和损伤膀胱周围的结构如闭孔神经、血管、肠管等。术后早期并发症通常包括肠梗阻、肠瘘、尿瘘、感染、原位新膀胱患者的尿失禁等。术后远期的并发症主要有肾积水、吻合口狭窄以及尿流改道的一些并发症。

3. 根治性膀胱切除术中损伤了闭孔神经有什么后果

闭孔神经起自第 2~4 腰神经前支的前股，从腰肌内缘经骨盆的外侧壁下行，经过输尿管和髂内动脉的外侧，穿闭膜管至大腿内侧。闭孔神经在闭膜管内分成前后两支。前支在闭孔外肌之上进入大腿，其前面是耻骨肌和长收肌，后面是短收肌。前支的分支还支配长收肌、短收肌和髋关节等，以及大腿内下 2/3 的皮肤。闭孔神经后支穿过闭孔外肌上部，位于短收肌和大收肌之间，分支至闭孔外肌、大收肌，有时还至短收肌，并有一关节支至膝关节。根治性膀胱切除术中损伤闭孔神经通常为单侧损伤，损伤侧的内收肌功能大部分丧失，大腿内收或外旋障碍，患腿不能主动架在健腿之上，但感觉障碍不明显。因一侧闭孔神经损伤对功能影响不大，一般都不做特殊治疗。

4. 哪些血管容易在根治性膀胱切除手术中损伤

根治性膀胱切除术涉及切除范围较广，除了切除膀胱时需要离断膀胱上动脉或者膀胱下动脉及其分支等主要供应血管，淋巴结清扫过程往往是紧贴着髂总动静脉及髂内外动静脉进行的。因此手术过程中，如果存在肿瘤向膀胱外浸润或者淋巴转移等情况导致解剖欠清晰或者分离较困难，就有可能损伤这些血管导致大出血。如果淋巴结清扫范围更大，腹主动脉和下腔静脉也有损伤的风险。大血管破裂出血往往比较凶险，只有临床经验相当丰富的医生才能做到处理起来得心应手。因此根治性膀胱切除术也建议在手术经验丰富的大医院进行。

5. 根治性膀胱切除术损伤了肠道怎么办

肠道的损伤也是根治性膀胱切除术可能出现的并发症之一。肠道损伤可能会导致肠瘘或者肠梗阻。术中发现肠道损伤可以通过直接肠道修补、停留肛管或者肠造瘘等方式解决。肠瘘通常术后早期出现，患者往往会有腹痛、发热等症状，引流管也可以见到粪便样物排出。肠瘘经过保留引流和持续冲洗不能好转的患者需要再次手术治疗。全膀胱切除术后肠梗阻主要发生于术后 6 个月内，发病率一般小于 10%，只有极少数患者需要手术治疗。术后 6 个月肠梗阻发生率明显降低。导致术后早期肠梗阻的原因除了肠道损伤，麻痹性肠梗阻、肠粘连也可以导致梗阻，后期部分患者肠梗阻与肿瘤复发有关。

6. 根治性膀胱切除术后漏尿怎么办

尿瘘往往发生于术后早期，发生率一般小于 10%。大部分漏尿病例在积极引流、抗感染后可自行愈合。新膀胱尿道吻合口漏尿可以通过膀胱尿道造影得以诊断。确诊后可以通过尿管牵拉或者延长尿管停留时间得以恢复。真正需要手术干预的机会非常小。输尿管肠吻合口漏尿可能会导致输尿管周围纤维化从而引起远期的输尿管狭窄，如果发生在内引流管拔出后，严重时需要重新内引流。

7. 根治性膀胱切除原位新膀胱术后尿失禁怎么办

原位新膀胱患者术后早期可能会出现尿失禁。尿失禁主要由两方面原因造成，一方面是输出道可控机制不全，另一方面则是贮尿囊出现高内压。肠道去管重建或去带盲结肠贮尿囊一般在术后 3~6 个月才扩张至足够容量，此时内囊压力降低，尿失禁会自然消失。对于经过盆底肌锻炼的患者，一般日间尿失禁的比例都在 10% 以下。夜间尿失禁的比例稍高，主要通过定时排尿的方式来减少尿失禁。若出现持久尿失禁则需要携带腹壁尿袋或者再次手术。

8. 根治性膀胱切除术后排尿困难怎么办

根治性膀胱切除术后排尿困难发生概率不高，排尿困难的原因往往跟新膀胱和尿道吻合口的狭窄相关。但女性患者由于手术时切除了子宫，新膀胱有后坠的可能，也可能是导致女性患者排尿困难的原因。如果是新膀胱尿道吻合口狭窄导致的排尿困难，可以通过尿道扩张或者经尿道电切吻合口瘢痕组织解决。女性患者膀胱后坠造成的排尿困难多数可以通过延长尿管停留时间得以解决。

9. 根治性膀胱切除术后肾积水怎么办

输尿管肠道或贮尿囊吻合口狭窄时，肾脏的尿液排出不通畅，容易引起肾积水。吻合口狭窄一般是由吻合口缺血、尿瘘、感染、放疗及输尿管游离不充分或长度不够引起。此外输尿管外膜剥离太多及输尿管成角也可导致狭窄。输尿管肠道吻合口的狭窄通常可以通过腔内处理解决，不能腔内处理的病例也可以通过开放手术切除狭窄段后再吻合解决。

10. 根治性膀胱切除造口相关并发症有哪些

造口相关的并发症也是回肠通道术后常见的并发症。早期并发症包括肠坏死、出血、皮炎、造口旁疝、造口脱垂、吻合口回缩、吻合口狭窄等。多数患者都会出现上述并发症中的至少一种，但这些并发症的发生率大多可以通过提高造口构建质量而降低。如果能做到定期到专业造口门诊随访，正确使用皮肤保护药物，使用无刺激性的造口黏合剂，正确使用造口袋及集尿袋等，造口相关的并发症发生率也可以得到明显的降低。

11. 根治性膀胱切除术麻醉有什么注意事项

麻醉是外科手术的前提。根治性膀胱切除术采用全麻的方式，手术时往往需要头低尾高的体位。接受手术以前，应由专业的麻醉科医生来评估患者的麻醉风险，指导患者围手术期用药等相关事宜。一般认为，患者如存在以下情况，则应推迟手术：6个月内的心肌梗死、脑卒中病史；未控制的高血压、糖尿病等内科疾病；存在急性感染等。麻醉时，往往需要经口气管插管来维持呼吸。患者应检查自己口腔是否存在活动的牙、义齿等，如果有，则应该在手术之前取掉，以免手术过程中脱落。麻醉醒来后，手术往往已经完毕，这个时候会有憋尿的感觉，伤口疼痛，身上感觉不舒服，口咽部有异物，一定要放松下来，耐心听医生的嘱咐，一步一步地做，不适症状就会慢慢好转。

（董文）

（十二）机器人微创手术是不是更好

1. 什么是微创手术

就膀胱癌根治手术而言，微创手术一般是机器人手术和腹腔镜手术的统称。微创手术是相对开放手术而言的。因为膀胱癌根治手术是泌尿外科最大、最复杂的手术，传统的开放手术需要在腹部作一个很长的切口才能完成手术。手术创伤大，术后恢复慢，经常出现各种并发症。而微创手术，顾名思义，就是创伤更小的手术。医生只需要在腹部做几个很小的切口，通过切口置入操作套管，并由套管插入摄像设备（腹腔镜）和手术器械。手术中，医生通过观看屏幕上的图像，在患者体外操控手术器械便可完成手术。

微创手术有创伤小、恢复快、并发症少等优势，目前已经得到广泛的应用和推广。

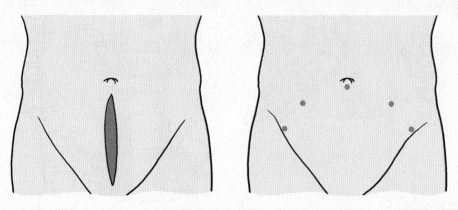

图 36　开放手术（左）与微创手术（右）

2. 什么是机器人手术

目前应用最广泛的机器人手术系统是达芬奇外科手术系统。因此，机器人手术有时也被称为达芬奇手术。它的名字正是源于文艺复兴时期伟大的科学家、发明家和画家——列奥纳多·达·芬奇。

机器人手术系统由控制台、操作臂和成像系统组成。与腹腔镜手术中医生直接操控手术器械不同，机器人手术时，外科医生可以坐在远离手术台的控制台前，观察成像系统合成的手术视野三维立体图，双手控制操作杆，将手部动作传达到机械臂的尖端，即可完成手术操作。因此，机器人手术本质上是由机械臂辅助完成的高级腹腔镜手术。

与传统腹腔镜相比，机器人手术有很多优势。视觉方面，医生在这里可以看到三维立体的、可放大的图像，视野更加清晰，有利于减少对组织、脏器的损伤。操控方面，机械臂可以完成360°旋转，并且具有过滤、防误等功能，操作精确度大大增加。另一个重要的优势在于机器人手术能减少手术医生的疲劳程度，医生坐着就可以完成手术，这使外科医生能够保持更好的手术状态。

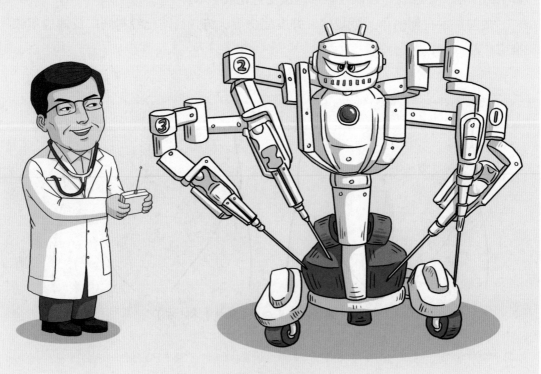

图37 机器人手术

3. 机器人手术切膀胱癌更彻底吗

根治性膀胱切除术目前在国内已经得到广泛的推广和应用，手术医生的水平已经相当高，尤其是国内大型医院的泌尿外科专家。因此无论使用开放手术、腹腔镜手术还是机器人手术，都可以完成一台合格的膀胱癌根治手术，彻底地切除肿瘤。

目前外科医生对于膀胱癌根治术的关注点主要是在功能的保留和恢复上，主要包括性功能和尿控功能两方面。机器人手术系统具有更清晰的成像系统和更精准的操作系统，能够完成许多腹腔镜和开放手术无法完成的操作。因此，机器人手术在保留患者功能、促进功能恢复方面具有一定优势。

4. 机器人手术后患者活得更久吗

机器人手术和腹腔镜手术的特点是"微创"，因此它们最大的优势是创伤小、恢复快。此外，由于机器人手术有更清晰的视野和更精准的操作，术后并发症也比较少，在功能恢复方面也具有一定的优势。总而言之，目前机器人手术的优势主要体现在术后恢复方面，目前还没有证据显示机器人手术能够延长膀胱癌患者的生存时间。国外和国内多个研究的结果都表明，在保证手术质量的前提下，微创手术（包括机器人和腹腔镜手术）在患者中长期生存方面，和开放手术并没有什么差别。

5. 机器人手术有什么不足之处

机器人手术有很多局限性。微创手术的视野不如开腹手术开阔，操作空间也比较小。因此，在碰到复杂情况时，处理起来就显得捉襟见肘了。例如，当出现大出血时，经常需要改为开放手术进行抢救。若患者既往接受过腹腔或者盆腔的手术，造成腹腔严重粘连，微创手术是很难完成的。即使没有这些特殊情况，机器人手术在完成复杂操作时也相当费劲，而膀胱癌根治术本身是一个非常复杂的手术。在膀胱癌根治手术时，如果需要用肠子构建一个新的膀胱，很多时候也会拉出肠子在体外进行操作。但因为这个切口是用来取出膀胱标本的，因此并不会给患者增加额外的创伤。

机器人手术的另一个缺陷是不存在触觉反馈。医生通过遥控机械臂进行手术，当手术器械接触人体器官时，医生无法像腹腔镜手术和开放手术一样感知触觉的发生，而只能通过视觉和经验感知接触。对于有经验的医生来讲，这并不是什么问题。而且随着技术的进步，这个缺陷也会被克服。

6. 机器人手术贵吗

由于达芬奇外科手术系统还要依靠进口，设备昂贵，多达数百万美元，维护费用高，因此目前机器人手术还只是在国内的大型医院开展。由于手术成本高，一台机器人膀胱癌根治手术的收费也要比普通腹腔镜手术贵数万元。

目前我国已经拥有具备自主知识产权的国产机器人外科手术系统，随着技术的不断升级和成本的降低，机器人手术的费用将会大大降低。

7. 微创还是开放，该如何选择

这个问题需要从医生和患者两个不同的角度来看。

（1）医生会怎么选择

患者和家属们或多或少有些疑虑，有人说机器人手术好，有人说腹腔镜手术好，有人则建议开放手术。我们一起来看看医生们是怎么选择的。

首先，医生会根据患者的病情做出选择。如果患者既往没有盆腔或者腹腔的手术病史，疾病也比较早期，手术难度不大，医生会考虑微创手术。如果患者有糖尿病、血糖控制不好，为了防止伤口愈合不良，医生也会优先考虑微创手术。相反，如果患者既往有腹腔或盆腔的手术史或肿瘤相对晚期，考虑微创手术难度较大，则会考虑开放手术。由于膀胱癌根治手术本身是一个非常复杂的手术，医生术前也会向患者和家属交代清楚，如术中存在特殊情况也可能转为开放手术。

其次，患者的选择也是医生重点考虑的。对于经济条件不允许行机器人手术的患者，可以考虑行腹腔镜手术或开放手术。

最后，在各种手术方式都可以选择的情况下，医生往往会根据医院的设备条件和自己的经验选择自己更擅长的手术方式。这也是对患者最负责任的一种选择。

（2）患者该怎么选择

医生会以患者为中心，根据患者的病情、经济条件及医生的经验做出最优的选择，作为患者或家属，要做的就是相信医生的选择。

适合自己的才是最好的。不要一味地认为机器人手术就是最先进、最好的，无论如何也要做机器人手术。因为从患者长远生存的角度来讲，机器人、腹腔镜和开放手术三者之间并没有太大差别。选择机器人手术，一定要满足进行微创手术的条件，第二是经济条件允许。

当患者的选择与医生的建议有分歧的时候，患者应与医生进行充分的沟通，做出最合适的选择。

（谢伟槟　林天歆）

·········· （十三）根治性膀胱切除术后能活多久 ··········

1. **根治性膀胱切除能做到完全根治吗**

根治性膀胱切除术就是我们通俗所称的"膀胱全切"。医学上的根治性手术并不是普通老百姓所理解的"做完手术就把膀胱癌完全治好了"，而是指对原发肿瘤的病灶进行广泛性切除，通常连同肿瘤周围的淋巴结转移区域也进行切除，也就是淋巴结清扫，从而尽可能地达到"根治"的目的。

在根治性膀胱切除术中，除了需要将膀胱完整切除，手术切除范围还包括膀胱周围的脂肪组织、输尿管远端，并同时行盆腔淋巴结清扫术；男性患者还会同时切除前列腺、精囊，女性还切除子宫、部分阴道前壁、子宫附件。如果手术过程中发现尿道有肿瘤复发的风险、发现切缘是阳性等，还需要同时行全尿道切除。因此，根治性膀胱切除术就是将膀胱肿瘤及可能受累的组织做尽可能的彻底切除。

但是大多数恶性肿瘤都是从其原发部位向周围侵犯的，在手术过程中通常很难通过肉眼观察准确地判定肿瘤细胞确切的浸润范围。总的来说，根治性手术后能否达到临床治愈的效果，不完全取决于手术范围，还与患者的实际病情有关。一般来说，接受手术时肿瘤浸润深度越浅，恶性程度越低，并且没有发生淋巴转移，那么手术后患者获得长期生存的机会就越大；相反，肿瘤恶性程度高，生长快，浸润至膀胱逼尿肌层以外，或者发生了淋巴转移，手术后复发、远处转移的风险也更大。

2. **做了根治性膀胱切除手术后还能活多久**

每个患者根治性膀胱切除术后的生存时间都不一样，生存时间因人而异。

从目前统计的数据来看，接受根治性膀胱切除术患者的 5 年和 10 年的总体生存率分别为 66% 和 43%，也就是说约 66% 的患者可以在根治性膀胱切除术后存活超过 5 年时间，大约 43% 的患者能在手术后生存超过 10 年。这里说的总体生存率，统计时既包括了由于肿瘤导致的死亡，也包括了在患膀胱癌后由于其他原因如心脑血管病等其他疾病导致的死亡。除此之外，因为根治性膀胱切除术属于高风险的手术，也有大约 2.5% 的患者在围手术期死亡，也就是说有 2.5% 的患者在住院做手术期间就发生了死亡，主要的死亡原因包括了心血管并发症、术后败血症、肺栓塞、大出血等。

3. 根治性膀胱切除术后的生存时间和什么有关

总体上，根治性膀胱切除术后的生存时间受到很多因素的影响，包括肿瘤的恶性程度和浸润深度，有没有淋巴转移，患者的发病年龄、性别、身体状况，是否合并高血压、糖尿病等。

而影响术后生存时间最重要的因素就是肿瘤的恶性程度、浸润深度以及有没有出现淋巴转移。简单来说，膀胱是一个储存尿液的器官，在显微镜下观察发现膀胱由内向外分为三层结构，最内层是膀胱的尿路上皮黏膜层，中间是肌肉层（也称为逼尿肌，顾名思义就是通过逼尿肌的收缩产生的力量将尿液排出体外），而最外层是膀胱的浆膜层。

对于早期的患者，如果是肿瘤侵犯到最内侧的黏膜层或黏膜下层（医学上称为非肌层浸润性膀胱癌）的高危患者，若在诊断后立即行根治性膀胱切除术，患者得到长期生存的机会非常大，超过 80% 的患者可以生存达到或超过 5 年。

如果肿瘤侵犯到膀胱的肌肉层（医学上称为肌层浸润性膀胱癌）或者同时发生了淋巴转移，生存的时间就会缩短。如果肿瘤局限在膀胱（医学上称为器官局限性膀胱癌），患者的 5 年和 10 年总体生存率大约 68%~74% 和 49%~54%。也就是说，如果肿瘤还局限于膀胱，没有向外侵犯，那么患者在做了根治性膀胱切除手术后有约 68%~74% 的患者可以生存超过 5 年，有 49%~54% 的患者可以生存超过 10 年。但如果肿瘤已经侵犯膀胱全层向周围组织侵犯甚至侵犯到膀胱周围的器官，例如直肠，男性的前列腺，女性的子宫、阴道等，那么生存时间将会进一步大大缩短，这时即使做了根治性膀胱切除术，也只有约 30%~37% 的患者生存时间能达到 5 年，只有 22%~23% 的患者生存超过 10 年。

如果已经出现远处转移，如肺转移、骨转移等，已经无法通过手术治疗的肿瘤患者，即使通过化疗，患者的总体生存期也只有约 14 个月，5 年的生存率只有约 13%。另外一个影响预后的重要指标就是淋巴结转移情况。发生淋巴结转移的患者，术后的生存率也会大大降低（相关内容会在后面详细叙述）。

除此之外，手术后的生存时间还受到其他因素的影响，例如患者发病时候的年龄，很大程度上决定了患者的剩余寿命。对于相同分期的膀胱癌，女性的预后比男性差。此外，有没有高血压、糖尿病、冠心病等慢性病，身体对手术的耐受程度等都和术后的生存时间密切相关。

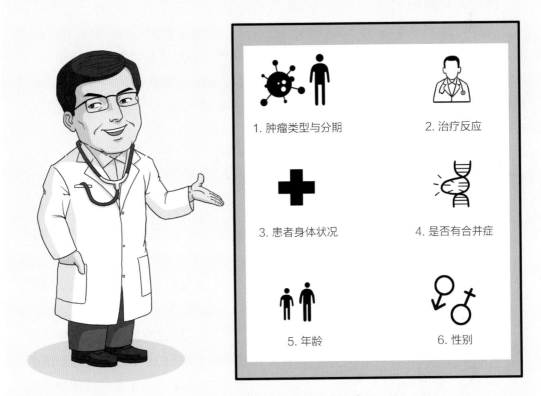

图 38　影响生存时间的主要因素

4. 发生了淋巴转移还能做手术吗，做完手术还能活多久

我们通常说的"淋巴转移"，在医学上通常指的是淋巴结转移。人体内的器官和组织的淋巴管，一般会先汇合至附近的淋巴结。当身体的某个部位或者器官发生病变或者炎症等时，细菌、毒素、肿瘤细胞等物质就会通过淋巴管道扩散至附近的"检查站"，也就是我们常说的淋巴结。在膀胱癌患者中，最常见的淋巴结转移部位是盆腔淋巴结。但盆腔淋巴结转移并不属于我们常说的远处器官转移，远处转移通常指的是盆腔以外的淋巴结转移、肺转移、肝转移、骨转

移等。而单纯盆腔淋巴结转移的膀胱癌患者，在没有发生远处转移、手术可切除、没有手术禁忌证等情况下，是可以进行根治性膀胱切除术的。同时，部分患者的淋巴结转移也可以通过 B 超、CT、MR 等检查发现。对于大部分患者，手术当中都会做标准盆腔淋巴结清扫，而对于术前或者术中怀疑淋巴结转移的患者，手术前通常会先进行化疗，手术中也会考虑更大范围的扩大淋巴结清扫。

淋巴结转移的情况也是影响根治性膀胱切除术后生存时间的一个重要指标。手术时还没有出现淋巴结转移的患者，术后 5 年和 10 年的总体生存率分别为 57%~69% 和 41%~49%，也就是说 57%~69% 的患者术后能生存 5 年以上，41%~49% 术后能生存 10 年以上。而对于已经出现淋巴结转移的患者，患者的 5 年和 10 年的总体生存率分别下降到 25%~35% 和 21%~34%，不同的文献报道有所差异。

5. 有什么方法可以延长术后生存时间

值得注意的是，膀胱癌的治疗需要综合治疗，终身规律复查随访。患者在接受根治性膀胱切除术后必须进行长期随访，这是提高术后生存的必要手段，随访的重点就包括了肿瘤复发和尿流改道相关的并发症。根治性膀胱切除术后肿瘤复发和进展是术后死亡的重要原因。而术后复发和进展在手术后 24 个月内发生率最高，24~36 个月时逐渐降低，36 个月后相对较低。肿瘤复发通过定期的影像学检查（例如 CT、MR 等）很容易发现。因此术后定期、长期的复查和随访从而尽早发现肿瘤复发转移成为延长术后生存期重要的方法之一。

除了术后定期复查，对于前面提到的肌层浸润性膀胱癌，手术前先做 2~4 个周期的新辅助化疗可以提高患者的生存率。因为肌层浸润性膀胱癌患者行根治性手术后仍有近 50% 的患者进展为转移性膀胱癌，单纯手术治疗并不能使大部分肌层浸润性膀胱癌获得理想的疗效。所谓的新辅助

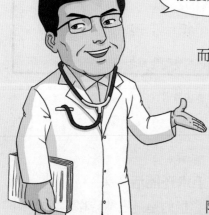

切记要定期复查！

图 39　切记要定期复查

治疗，就是在做根治性膀胱切除术前，做全身的化疗，通过全身的化疗使得肿瘤缩小、尽早杀灭看不见的转移细胞，从而提高手术治疗的疗效。甚至部分晚期患者，通过术前的化疗使得肿瘤缩小，从而获得手术根治的机会。目前相关研究表明，肌层浸润性膀胱癌行新辅助化疗能使患者获得生存获益，5年总体生存率改善可达8%左右。但新辅助化疗也有风险，部分患者对化疗不敏感，行新辅助化疗不仅无法控制肿瘤进展，甚至有可能会延误膀胱癌的治疗。此外部分患者在行新辅助化疗时不良反应严重，从而使得患者体质下降，甚至失去根治肿瘤机会。

现在也有很多的新药研发出来，如免疫治疗药物和靶向治疗药物等，初步的结果也显示出不错的肿瘤控制效果。

因此，根治性膀胱切除术后的生存期是多个因素相结合的结果，但早发现、早诊断、早治疗和积极治疗是提高生存期最有效的方法。

（何旺　林天歆）

（十四）切了膀胱担心影响生活质量，能不能保膀胱

1. 什么样的患者可以保膀胱

需要进行根治性膀胱切除术的患者主要包括非肌层浸润性膀胱癌（肿瘤局限于膀胱的黏膜层或黏膜下层）的部分高危或极高危患者，肌层浸润性膀胱癌（肿瘤侵犯到膀胱的肌层或更深）患者。

对于肌层浸润性膀胱癌患者，通常来说，只有不能耐受或不愿意接受根治性膀胱切除，并且需在规范的综合治疗和密切的复查随访的前提下才考虑进行保留膀胱的手术。因为肌层浸润性膀胱癌有较高的淋巴结转移和远处转移的比例，因此保留膀胱会有更高的复发转移风险。而且若肿瘤范围较大较深，可能无法将肿瘤完全切除。此类患者保留膀胱综合治疗的目的主要是尽可能切除更多的原发肿瘤，然后结合放化疗，获得更长、更高质量的生存。

对于非肌层浸润性膀胱癌患者，能进行保留膀胱治疗的主要是低、中危的患者，即早期、浸润深度浅、肿瘤较小、单发肿瘤等情况下通常采取保留膀胱的微创手术。而对于部分高危或者极高危的非肌层浸润性膀胱癌，通常推荐行根治性膀胱切除术。若选择保留膀胱的综合治疗，可能需要在手术后结合放疗、化疗，

术后需要密切随访，必要时仍需要做挽救性膀胱全切术。此类患者保留膀胱综合治疗的目的主要是尽可能在追求治愈效果的前提下选择性保留膀胱，提高生活质量。

对于可以耐受膀胱全切而选择保留膀胱治疗的患者必须经过严格筛选，对肿瘤性质、浸润深度、身体情况等进行综合评估，选择合适的保留膀胱手术方式，并辅以化疗和放疗，且术后必须进行密切的随访。

2. 保膀胱的方法有哪些

保留膀胱的治疗方法有很多种，目前最主要的包括两种：经尿道最大限度膀胱肿瘤切除术和膀胱部分切除术。

经尿道最大限度膀胱肿瘤切除术是膀胱镜从尿道进入膀胱，将膀胱镜下肉眼可见的肿瘤用电刀彻底切除。膀胱部分切除术则是通过开放或者腹腔镜手术，将病变部分的膀胱切除，再将剩余的膀胱缝合。

此外，对于肌层浸润性膀胱癌，选择保留膀胱的患者通常需要联合术后放、化疗从而提高对肿瘤的控制效果。对于非肌层浸润性膀胱癌，患者在手术后通常需要应用卡介苗进行膀胱内灌注来预防肿瘤复发。选择保留膀胱治疗的患者，术后需定期密切随访复查，警惕肿瘤残留和复发可能，必要时仍需要行挽救性膀胱切除术。

3. 保膀胱有什么风险

保留膀胱可以获得更高质量的生存，在生活质量、认知、身体形象、性功能、肠道功能等方面都有着明显的优势。但随之而来的是更高的复发转移风险。特别是对于肌层浸润性膀胱癌（肿瘤侵犯到膀胱的肌层或更深）患者，此类患者复发转移的风险更高，若行保留膀胱的手术治疗，有肿瘤残留的风险，术后复发进展的风险会更高。对于非肌层浸润性膀胱癌患者，若行保留膀胱的微创电切手术，即使病理活检证实为非肌层浸润性膀胱癌，也会有大约20%~30%的患者会进展为肌层浸润性膀胱癌，从而被迫行根治性膀胱切除术。对于高危险度的非肌层浸润性膀胱癌，约10%的患者会出现远处转移而致命。

此外，保留膀胱手术也有手术相关的风险。经尿道膀胱肿瘤电切术后的并发症包括尿路感染、出血，甚至膀胱穿孔等。膀胱部分切除术存在肿瘤种植（在手术切开膀胱过程中，肿瘤细胞掉落至腹腔内引起肿瘤转移）、吻合口漏等风险。

4. 如果需要切膀胱，有其他办法改善生活质量吗

即使切了膀胱，也有办法改善术后的生活质量。其中最有效的就是原位新膀胱术。顾名思义，原位新膀胱术简单来说就是在原来膀胱的位置再造一个"新的膀胱"，而这个新膀胱通常是由患者的肠道来代替。这种方法不需要在腹部造口，手术后患者还是像正常人那样自己排尿，保持了生活质量和患者自身形象，即使切除膀胱也能很好地改善生活质量。但并非所有患者均适合做原位新膀胱术。对于肿瘤侵犯尿道、盆腔淋巴结转移、尿道狭窄等患者，则并不适合做原位新膀胱术。

目前原位新膀胱术的缺点主要是术后可能出现尿失禁、排尿困难、性功能障碍等并发症。而在手术过程中，可以通过保留支配尿道的自主神经束、前列腺、子宫等方式改善术后尿控。对于性功能要求较高的年轻男性患者，保留神经血管束可以使得部分患者术后保留部分性功能。

所以，患者在做出治疗方案选择时，应与医生充分沟通，从而选择最适合自己的治疗方案，在达到控制肿瘤的同时保持较好的生活质量，而不是一味追求保留膀胱。

（何旺 林天歆）

（十五）膀胱癌化疗效果怎么样

1. 什么是膀胱癌的化疗

首先需要说明的是，这里所叙述的膀胱癌化疗指的是通过静脉途径给予化疗药物的系统性化疗，而不是膀胱腔内的灌注化疗。

膀胱癌的化疗是一种应用化疗药物杀灭肿瘤细胞、阻止肿瘤细胞扩散的治疗方法，是治疗膀胱癌最有效的治疗手段之一。通过静脉给药，化疗药物随着血液循环分布到全身各个器官和组织，杀灭体内肿瘤细胞。因为目前的化疗药物对肿瘤细胞并无很高的选择性，因此在杀伤肿瘤细胞的同时，也会对正常的器官和组织产生一定的损伤。因此，应用化疗药物时有一个"安全剂量"，在这个"安全剂量"内，化疗药物既可以有效地杀伤肿瘤细胞，同时将正常器官和组织的损伤控制在人体可接受的范围之内。

2. 化疗药物可以通过外周静脉注射吗

一般来说，化疗药物对静脉壁的刺激比较大，如果采用外周静脉给药，容易产生静脉炎，因此在进行静脉给药时，通常需要留置中心静脉导管，也就是需要将静脉导管通过外周静脉，如肘静脉等，放置到达人体的大静脉中（通常为上腔静脉），中心静脉导管一般可以保留 6 个月以上，基本可以保证整个化疗疗程结束，一般不需要二次置管。如果护理得当，导管堵塞、静脉血栓等并发症发生的概率也不大，相对来说还是安全的。

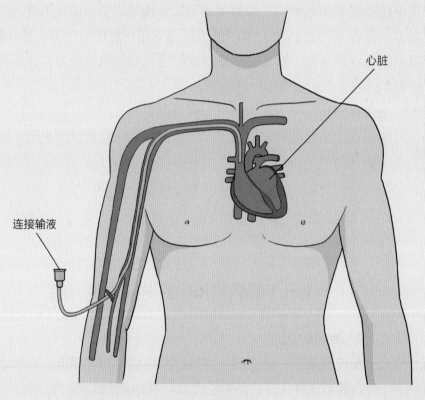

图 40　肘静脉置管

3. 什么样的患者需要化疗

在患者身体条件允许的情况下，医生建议患者进行化疗，一般有以下几种情况。

（1）术前检查发现，患者的膀胱癌已经侵犯到膀胱的肌层，或者侵犯到膀胱周围组织，或者侵犯到前列腺、精囊、子宫、阴道任一组织器官（分期达到

$T_2 \sim T_{4a}$，$cT_2 \sim cT_{4a}$，N_0M_0），但是膀胱癌尚可以进行手术切除。根据情况，医生会建议患者在手术前进行化疗，这种化疗称为新辅助化疗，可以显著提高手术的效果，延长患者的生存时间。

（2）患者进行根治性膀胱切除手术后，术中或者术后病理发现膀胱癌侵犯到膀胱周围组织，或者侵犯到前列腺、精囊、子宫、阴道、盆壁、腹壁中的任一组织器官，或者术后病理发现有淋巴结转移，并且该患者并未接受术前的新辅助化疗。医生建议患者在手术后接受化疗，这种化疗称为术后辅助化疗。

（3）如果患者的膀胱癌分期已经达到根治性膀胱切除手术适应证，但是患者不接受或者不能耐受根治性膀胱切除手术，医生会推荐保留膀胱的综合治疗（例如：经尿道膀胱肿瘤电切联合放化疗，膀胱部分切除术联合放化疗）方案，将化疗作为综合治疗的重要手段向患者推荐。这种情况下进行的化疗称为保留膀胱的化疗。但是保留膀胱的治疗方案并不作为常规推荐，入选的患者需要经过严格的筛选，并且需要进行密切随访。

（4）患者的膀胱癌已经是晚期，例如膀胱癌侵犯到盆壁或者腹壁（T_{4b}）、出现多处淋巴结转移或者远处转移（M_1），手术已经不能切除肿瘤病灶，为了延长患者的生存时间，改善患者生活质量，医生会向患者推荐化疗。

4. 化疗可以给患者带来什么好处

化疗的效果取决于肿瘤对化疗方案的敏感性和患者对化疗的耐受程度。

多项研究表明，单纯根治性手术对于部分患者并不能获得理想的治疗效果，行膀胱癌根治性切除术后仍有50%的患者进展为转移性膀胱癌，而根治手术前进行新辅助化疗，可以降低肿瘤分期，缩小肿瘤的体积，杀灭尚不能发现的转移癌细胞，方便手术切除，提高术后治疗效果，延长患者生存时间。研究显示，新辅助化疗可使患者5年生存率提高8%左右，而死亡风险降低16%，但是对于化疗不敏感的患者行新辅助化疗可能会延误膀胱癌的手术治疗，虽然目前还没有证据表明会缩短患者的生存时间，仍然需要在进行新辅助化疗前充分告知患者。而根治手术后进行的辅助化疗，大多数研究均显示，可以降低肿瘤的复发率，延长患者的生存期，特别是手术后发现有淋巴结转移的患者，获益可能更明显。

当患者经过严格的筛选，可以尝试保留膀胱的治疗方案时，化疗作为保留膀胱综合治疗的重要组成部分，可以杀灭患者体内目前技术手段难以发现的微小病灶，在保留膀胱、提高生活质量的同时又不影响肿瘤治疗的效果；而对于晚期膀胱癌患者，化疗可以延长患者生存时间，减轻患者痛苦，缓解患者症状，例如可以明显减轻患者血尿及疼痛症状等。

5. 化疗一般什么时候开始

在根治手术前进行的新辅助化疗，一般推荐在术前3个月内完成。因为即使肿瘤对化疗非常敏感，单独进行化疗很难达到长时间的完全缓解，所以对于适合进行根治手术的患者不应该将单独化疗作为主要的治疗手段，只能作为手术前的辅助治疗手段。而新辅助化疗会导致患者的根治性膀胱切除手术推迟，特别是对化疗不敏感的患者，因为化疗耽误手术治疗的时间，反而有可能会增加肿瘤进展的风险。但是，广大患者不必过分担心，首先大部分膀胱癌（主要针对尿路上皮癌这种病理类型）对新辅助化疗较为敏感，其次在进行新辅助化疗期间，医生会密切监测肿瘤的变化，评估治疗的效果，当效果评估为化疗不敏感时，医生会及时终止新辅助化疗，进行根治性手术治疗。

对于根治手术后进行的辅助化疗，一般可以选择术后身体恢复后即刻进行化疗，或肿瘤复发了进行化疗。目前大多数专家推荐术后即刻化疗，一般来说越早越好，但是考虑到患者刚刚接受根治性膀胱切除这种大手术，身体尚未恢复，而化疗又会带来一些副作用，不利于身体的康复，因此医生会根据患者的身体恢复情况来决定化疗开始的时间，如果患者身体状况恢复良好，在手术1~2周后即可开始化疗。

当化疗作为保留膀胱综合治疗的一种手段或者晚期膀胱癌的一种治疗手段时，医生与患者进行充分的沟通，在患者身体条件允许的情况下，可按既定的方案开始进行化疗。

6. 常用的化疗方案有哪些

术前新辅助化疗或者术后辅助化疗首选以顺铂为基础的联合化疗方案，最常用的有：GC方案（吉西他滨、顺铂），每3周为一个周期；ddMVAC方案（大剂量甲氨蝶呤、长春碱、阿霉素、顺铂），每2周为一个周期，并且化疗期间常规预防性使用粒细胞集落刺激因子；CMV方案（顺铂、甲氨蝶呤、长春碱），每3周为一个周期。

当化疗作为保留膀胱综合治疗的重要组成部分时，可选择顺铂、丝裂霉素C和5-氟尿嘧啶联合方案或者GC方案，或者ddMVAC方案。

对于晚期膀胱癌的化疗方案也常常推荐 GC 方案、ddMVAC 方案或者紫杉醇＋顺铂＋吉西他滨（PCG）方案，对于不适合采用顺铂进行化疗的患者，可选择性使用吉西他滨联合卡铂方案。

7. 化疗常见的副作用有哪些

对于最常用的以顺铂为基础的联合化疗方案，化疗的副作用因人而异，但是绝大多数患者副作用较为轻微，可以耐受，出现严重副作用的概率并不高，归纳起来主要有以下几个方面：①可能出现头痛、肌痛、低热、乏力等副作用；②可能出现食欲缺乏、恶心呕吐、腹泻等消化道的反应；③可能出现贫血、血液中白细胞减少、血小板减少等骨髓抑制的副作用；④可能出现肝肾功能的损害，肾功能损伤发生的概率比肝功能损伤高，肝功能损伤主要表现为转氨酶升高，肾功能损伤的主要表现为蛋白尿、血尿和血肌酐的升高；⑤可能出现心功

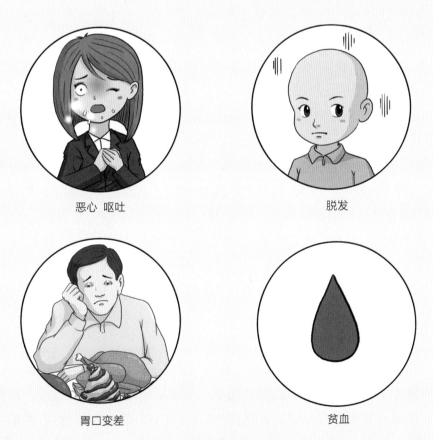

恶心 呕吐

脱发

胃口变差

贫血

图 41　化疗的主要副作用

能不全、低血压、心律失常等心血管方面的副作用，心功能不全的临床表现为下肢水肿、活动后气促等，心血管方面的副作用主要由阿霉素引起，如果化疗方案中不包含阿霉素这种化疗药物，则心血管方面的副作用一般来说发生概率都较低；⑥可能出现神经毒性，主要由长春新碱这种化疗药物引起，包括听神经毒性和末梢神经毒性，听神经毒性主要表现为耳鸣、听力下降，末梢神经毒性主要表现为手、脚麻痹，躯干肌力下降等；⑦可能出现过敏反应，表现为皮疹和瘙痒，严重时可出现低血压、心动过速等；⑧其他一些非常罕见的副作用，例如间质性肺炎、严重的脱皮、皮肌炎等。

虽然以上列出了许多化疗的副作用，很多患者可能会对化疗的副作用产生担忧，但是对于每位患者来说，并不是所有的副作用均会发生，并且副作用的严重程度也因人而异。以顺铂为基础的联合化疗方案最常见的副作用主要是消化道反应、贫血及白细胞减少，而且大多数患者出现的这些常见的副作用并不太严重，只要及时地进行处理，基本上不会导致严重的后果。这里需要提醒广大患者的是，化疗期间如出现不适，需要及时地告诉医生，医生会根据情况进行相应的处理。

8. 哪些患者不适合进行化疗

目前膀胱癌的化疗首先推荐以顺铂为基础的联合化疗方案，但是患者有以下情况之一时，不推荐采用以顺铂为基础的联合化疗方案，最佳替代化疗方案目前尚未确定：患者比较虚弱（体能评分大于 1 分），或者肾功能不佳（肾小球滤过率≤60ml/min），或者有中度或中度以上的听力损伤（听力损伤程度≥2 级），或者具有外周神经病变（外周神经病变指的是周围运动神经、感觉神经，以及自主神经的结构和功能障碍），或者心脏功能不全（NYHA≥3 级）。在进行化疗前，医生会对患者身体状况进行一个全面的评估，患者有些情况可能暂时不太适合进行化疗，但是通过多个学科进行会诊，对患者的身体情况进行调整，经过调整后，部分患者仍然可以接受化疗。

9. 化疗一般需要持续多久

在根治手术前进行的新辅助化疗，一般需要在 3 个月内完成，并且部分患者还需要留出一定的时间等待化疗的副作用恢复才能进行根治性膀胱切除手术。因此，如果采用 GC 方案，每 3 周为一个周期，通常用 3~4 个周期；

如果采用 ddMVAC 方案，每 2 周为一个周期，一般使用 3~4 个周期；如果采用 CMV 方案，每 3 周为一个周期，通常使用 3 个周期。

对于根治手术后进行的辅助化疗，推荐采用顺铂为基础的联合化疗方案，例如 ddMVAC、GC 和 PCG 方案等，至少 3 个周期，一般进行 4~6 个周期。

保留膀胱的化疗和晚期膀胱癌的化疗，一般来说在治疗 2~3 个周期后，需要重新评估化疗的效果。如果治疗效果尚可，则继续进行化疗，共可以化疗 6 个周期；如果效果欠佳，或者出现明显的副作用，患者难以耐受，则建议及时改变治疗方案。

10. 化疗方案需不需要根据患者的身体状况进行调整

在开始化疗前，医生会对患者的身体状况进行一个全面的评估，如果患者具有不适合化疗的状况，但这些状况可以通过治疗来改善，那么医生可能会建议将开始化疗的时间推迟，等身体状况改善后，再进行化疗。例如患者目前有梗阻性肾积水（如肿瘤侵犯双侧输尿管口或者膀胱颈）、肾功能不全，医生通过解除梗阻（留置尿管或者置入输尿管支架管或者肾穿刺造瘘），使肾功能恢复到可以耐受化疗的时候再开始化疗；但是部分患者的状况，通过治疗也无法改善或者不能改善达到化疗的要求，在这种情况下，医生会调整治疗的方案或者选择其他治疗方案，例如免疫治疗、放射治疗或者靶向治疗等。

同理，如果患者在化疗期间出现严重的化疗相关的副作用，或者出现的副作用患者无法耐受，医生在积极处理副作用的同时，会根据患者的身体状况调整化疗的时间、化疗药物的剂量、更改化疗方案或者选择其他治疗方案。

11. 化疗会不会留下后遗症

一般来说，膀胱癌化疗出现的大部分副作用相对比较轻，大多数患者可以耐受，出现严重副作用的概率不大，并且大多数副作用是可逆、可控的，随着化疗周期的结束，很多副作用或者身体上的不适会逐渐减轻，很少会让患者留下永久后遗症。例如，化疗期间可能会出现血液中白细胞数量的减少，白细胞减少会导致患者的免疫力下降，容易发生感染，但是化疗结束并经过一段时间后（通常为 2 周），患者血液中的白细胞会慢慢自然恢复；当然在化疗期间，如果血液中的白细胞数目减少到一定程度，医生会给予患者提升白细胞的药物来帮助患者提高血液中白细胞的数量，以预防可能发生的感染。此外，在化疗过程中，医生会密切监测患者可能出现的化疗副作用，并且会及时发现并制订相应的处理措施。因此，广大患者朋友不必过分担心化疗带来的副作用。

12. 术前的新辅助化疗会不会对手术产生影响

许多研究结果都显示，根治手术前的新辅助化疗并不会增加根治手术后并发症，特别是较为严重并发症的发生概率，也就是说，不论术前是否进行新辅助化疗，膀胱根治手术后并发症发生的概率以及严重程度是没有差别的。但是，值得注意的是，部分患者因为术前采用新辅助化疗，可能出现如贫血、白细胞减少、心功能不全、肝肾功能损害等副作用，虽然这些副作用一般来说不至于对患者的身体产生严重的危害，但是术前还是需要积极地进行纠正，以便患者更好地耐受手术治疗。由于处理化疗的副作用需要时间，这样根治性膀胱手术就必须推后，有些患者担心会延误手术。广大患者大可不必担心出现这种情况。首先新辅助化疗产生的常见副作用都很轻微，基本上对手术的耐受力不会产生较大的影响；其次，处理常见的副作用花费的时间很短，大部分患者一般都在1~2周内即可恢复；再次，新辅助化疗对患者膀胱癌的治疗效果会持续一段时间，不会化疗一结束，治疗效果就消失，所以在处理副作用期间，治疗的效果仍然存在。

13. 化疗期间在生活上有哪些注意事项

膀胱癌患者进行化疗期间由于胃肠道黏膜上皮细胞的功能受到抑制，可能会出现食欲缺乏、恶心呕吐或腹泻等消化道症状，因此，该类患者在化疗期间要少食多餐，多摄入清淡、易消化、富有营养的食物（如蔬菜、水果、鱼肉、鸡蛋等），同时可以适当多饮水，保持充足的尿量，有助于减少化疗药物对肾脏的损伤。此外，化疗期间还需要戒烟、戒酒，避免辛辣食物，摄取足够的维生素和矿物质，这对提高化疗的耐受性有一定的帮助。值得注意的是，化疗期间不宜过度忌口，需要均衡膳食，从各种食物中获取不同的营养成分，保证人体的需要。

在化疗期间，患者可能会出现骨髓抑制，表现为贫血、血液中白细胞减少、血小板减少，白细胞减少会导致免疫力下降，容易导致感染，血小板减少可能会导致容易出血。因此，除了按照医生的医嘱进行治疗外，化疗期间还需要多休息，保证食物、周围环境以及个人的卫生，避免去人多的场所，以免增加细菌或病毒交叉感染的机会。但是，化疗期间患者需要多休息并不意味着患者不可以活动，反而需要患者进行适当的运动，例如散步等，可改善患者腹胀、便秘等不适，对患者的肠道功能有益处。

化疗不可避免对患者造成一定心理冲击，患者可能会出现焦虑、失眠等情况，需要及时调整心态，同时寻求家人、亲朋好友的支持也是非常重要的。研究表明，放松、心理暗示、听舒缓音乐都有助于缓解焦虑症状，如果自我调节效果不佳，可寻求专业的心理医生帮助，必要时可以通过药物来帮助缓解焦虑、改善睡眠，充足的睡眠可以提高患者对化疗的耐受度。

14. 化疗期间可以用中药调理身体吗

中医药是祖国的瑰宝，有报道显示，中药在化疗期间可以起到减毒增效的效果，或者减轻化疗的副作用。例如，以益气养精扶正为主、清热化湿和胃为佐的治疗，可有效地防治恶心、呕吐、食欲减退、精神疲乏等化疗副作用，并能一定程度地降低骨髓抑制的发生率，明显改善患者的生活质量。但是，膀胱癌化疗联合中药治疗，目前缺乏大规模的临床研究数据，很难有准确的定论。此外，因中药成分不明，化疗期间服用中药的某些成分会不会对化疗药物产生影响，目前也难以确定。因此，患者如果化疗期间需要采用中药调理身体，一定要咨询专业的中医药医生，让专业的医生给出合理的建议，采用经过长期实践证明过的中药制剂，不宜道听途说，采用所谓的"偏方"。

15. 如何评估化疗的效果

对于化疗前具有可见肿瘤病灶的患者，例如根治手术前进行新辅助化疗的患者、为保留膀胱而进行化疗的患者、晚期膀胱癌进行化疗的患者、手术后肿瘤复发进行化疗的的患者，化疗前肿瘤病灶可以通过膀胱镜、影像学检查（CT、多参数磁共振、PET-CT、PET-MRI）显示，化疗后再次进行膀胱镜及影像学检查，前后进行对比，可能出现以下四种情况：①完全缓解（CR）：化疗后所有的肿瘤病灶、体征均消失，而且未出现新病灶，持续4周及以上；②部分缓解（PR）：化疗后的病灶较化疗前缩小，并且病灶直径缩小达到30%以上，持续4周及以上；③肿瘤进展（PD）：化疗后的病灶较化疗前增大，并且病灶直径增大达到20%以上，或者出现新发的病灶；④肿瘤稳定（SD）：化疗后肿瘤病灶的情况和化疗前变化不大，介于部分缓解（PR）和肿瘤进展（PD）之间。

化疗前肿瘤病灶不可见的情况，主要指膀胱癌根治手术后进行即刻辅助化疗或者保膀胱方案膀胱肿瘤已经被彻底电切后进行的辅助化疗，因为肿瘤已经被切除，所以在手术后及化疗前并没有影像学上可见的病灶。在这种情况下，患者辅助化疗结束后，严密随访观察，一般来说最开始 3~6 个月复查 1 次，情况稳定后可以 1 年复查 1 次，如果随访过程中，影像学发现新的肿瘤病灶，则考虑肿瘤复发。

16. 化疗效果不好该怎么办

一般来说，膀胱癌的化疗进行 2~3 个周期后，即可评估疗效，如果效果欠佳，特别是出现肿瘤进展（PD）的情况，需要及时制订新的治疗方案，以免延误治疗。

根治手术前进行新辅助化疗的患者，如果化疗疗效欠佳，病灶尚可切除，应该及时终止新辅助化疗而进行手术切除。

晚期膀胱癌患者，病灶已经不可能通过手术切除，对化疗又不敏感，根据情况可以及时选择免疫治疗、放射治疗、靶向治疗等其他治疗方案（详见后续的内容）。

不愿意切除膀胱要求保留膀胱而进行化疗的患者，当化疗不敏感时，可以选择膀胱根治切除（如果患者肿瘤尚可切除），或者经尿道膀胱肿瘤电切（如果膀胱肿瘤尚可进行电切）联合放疗，或者膀胱部分切除（如果膀胱肿瘤尚可进行部分切除）联合放疗，或者选择免疫治疗、靶向治疗等治疗方案。

对于根治手术后的辅助化疗，辅助化疗期间或者化疗后出现肿瘤复发，并且评估复发的病灶对化疗不敏感，则选择放射治疗、免疫治疗或者靶向治疗等其他治疗方案。

目前对膀胱癌的治疗提倡多学科联合治疗，多采取综合治疗方案，假如膀胱癌对化疗不敏感，患者也不必灰心，尚有多种有效的治疗方式可以选择，后续的内容也会进行详细地介绍。

（罗云）

（十六）化疗副作用太大，有别的替代方案吗

1. 化疗是怎么杀死肿瘤的，为什么会有副作用

化疗是目前治疗癌症最有效的手段之一，和手术、放疗一起并称癌症的三大治疗手段。化疗通过使用化学治疗药物杀灭癌细胞达到治疗目的，不同类型的化疗药作用原理不同，但相同点是不但杀死快速增殖的肿瘤细胞，还会对正常组织和器官的细胞更新换代有所影响，这就导致化疗的副作用多种多样。

很多人对化疗的效果和副作用还存在很多误解，从心底拒绝化疗。有不少患者过分惧怕化疗，担心化疗的副作用太大，导致免疫力下降，听信各种谣言"打完化疗生不如死"，或者"打了化疗死得更快"等。实际上，一旦化疗有效，肿瘤引起的不适症状大多数是可以缓解的，生活质量提高，肿瘤有效控制，生命延长。不少保健品广告，为了宣传产品，肆意扩大化疗的副作用，把患者引入歧途。

总的来说，化疗是把双刃剑，有抗癌疗效也有副作用，只要医生应用得当，对副作用做好监测和处理，可以有效治病救人，好处远远多于坏处。

2. 除了化疗，晚期膀胱癌还有哪些治疗方式可以选择

除了化疗，放射治疗、最近发展迅速的免疫治疗、靶向治疗都是治疗晚期膀胱癌的有效方式，还有抗体偶联药物的出现，表现出了对膀胱癌极

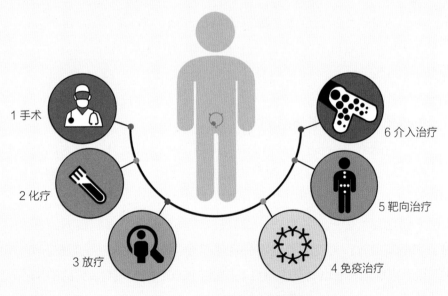

图 42　膀胱癌治疗方式选择

高的有效率，哪怕是一线化疗效果不佳，仍然有不少方案可以选择。随着医疗技术的不断发展，即使是传统的放射治疗，也因为新技术的应用，不断推出新的治疗模式。

另外，各种各样的局部治疗，如手术、介入栓塞、冷冻消融等，也可以有效地缓解肿瘤带来的痛苦，提高患者的生活质量，为后续治疗提供更好的基础。有时为了达到更好的治疗效果，还可以把局部治疗和全身治疗联合起来，共同迎战晚期膀胱癌。

3. 什么是免疫治疗，晚期膀胱癌常见的免疫治疗药物有哪些

免疫治疗是人为地增强或抑制机体的免疫功能以达到治疗疾病目的的治疗方法，像我们小时候接种的疫苗也算免疫治疗的一种。膀胱癌的免疫治疗现在主要包括卡介苗膀胱灌注、应用免疫检查点抑制剂（就是我们常说的PD-1 抗体、PD-L1 抗体、CTLA-4 抗体等）等，利用人体的免疫反应机制，消灭、控制肿瘤的治疗手段。

现在，晚期膀胱癌常用的免疫治疗主要指免疫检查点抑制剂，常用的 PD-1 抗体有：纳武单抗（Nivolumab）-O 药，派姆单抗（Pembrolizumab）-K 药，替雷利珠单抗（Tislelizumab）。用于其他癌症的 PD-1 抗体有：特瑞普利单抗，卡瑞丽珠单抗，信迪利单抗。

膀胱癌常用的 PD-L1 抗体有：阿特珠单抗（Atezolizumab）-T 药，度伐利尤单抗（Durvalumab）-I 药，阿维鲁单抗（Avelumab）-B 药。

膀胱癌常用的 CTLA-4 抗体有：伊匹单抗（Ipilimumab），曲美木单抗（Tremelimumab）。

4. 免疫检查点抑制剂的原理

在晚期膀胱癌众多治疗手段中，免疫治疗是最近几年最为热门的新型治疗手段。它的原理是激活人体自身的免疫系统攻击肿瘤，因此它的整体副作用比化疗要小。免疫细胞（T 细胞）就像警察，在身体内寻找恶变的细胞加以消灭。T 细胞表面有一种名为 PD-1 的蛋白，与其他组织细胞表面的 PD-L1 蛋白是一对。它们结合时，免疫细胞就不会攻击这个细胞，认为它是朋友。

但是很多癌细胞表面也能表达 PD-L1，通过 PD-L1 和 T 细胞表面的 PD-1 结合，冒充是身体的朋友，以此逃过 T 细胞的追杀。而免疫检查点抑制剂正是利用这个特点，

通过注入 PD1 抗体或者 PD-L1 抗体，阻断肿瘤细胞表面 PD-L1 和 T 细胞表面的 PD-1 结合，使得肿瘤细胞能够被人体的免疫 T 细胞识别，从而达到杀伤肿瘤的目的。

5. 免疫治疗有哪些特点，哪些患者不适合进行免疫治疗

免疫治疗的特点：

（1）免疫治疗具有不区分肿瘤来源的广谱抗癌效果，我们最常听说的 O 药（纳武单抗），K 药（派姆单抗）都已被批准在 10 余种恶性肿瘤中使用，抗癌谱广。国产的免疫治疗药物也应用在越来越多的恶性肿瘤治疗中。

（2）一旦免疫治疗起效，可能让晚期患者获得较长时间存活，甚至长期临床无进展生存，这是免疫治疗和其他药物治疗最大的不同。

（3）免疫治疗主要攻击体内的肿瘤细胞，有时也会误伤、攻击人体的正常组织，发生自身免疫性疾病。

以下情况不适合免疫治疗：

（1）病情进入终末期、卧床不起。

（2）有急性细菌感染，尚未控制。

（3）做过肝移植、肾移植等需长期服用免疫抑制剂；有系统性红斑狼疮、白塞综合征、干燥综合征、血管炎等自身免疫病，尚未控制。

（4）有特异靶点基因突变，能够靶向治疗的患者，靶向治疗效果可能更好。

（5）部分基因突变患者，免疫治疗容易导致超进展（肿瘤爆发性生长、扩散），如 CDKN2A/B，MDM2，STS11 等，还需要更多研究逐步证实。

6. 晚期膀胱癌免疫治疗的效果如何

现有的研究显示对于肾功能可以耐受顺铂化疗的患者，含顺铂的化疗方案仍然是膀胱癌全身治疗的首选（有效率 50% 左右），肾功能不能耐受顺铂的患者可以选择卡铂或者免疫治疗。已有的研究显示，单用免疫治疗或者化疗联合免疫治疗均取得了较好的治疗效果，未来可能会有更多组合、更好效果的免疫治疗模式。

目前，单用免疫治疗的有效率约为 14%~23%，免疫治疗联合抗体偶联药物的有效率最高可达 70% 左右。与化疗相比，单纯免疫治疗效果稍差，但化疗联合免疫治疗或者化疗后用免疫治疗维持均能显著提高治疗效果。也就是说化疗 + 免疫治疗可能有 1+1>2 的效果。

7. 什么时候开始免疫治疗

现有的治疗规范里免疫治疗的使用顺序仍晚于化疗，当化疗进展或化疗不能耐受时，免疫治疗是晚期膀胱癌治疗的首选。随着研究的不断深入，大家发现免疫治疗联合其他治疗方式（化疗、抗体偶联药物等）的治疗效果似乎比单纯化疗更加优秀，免疫治疗的使用时机也不断提前。已有研究表明，化疗联合免疫药物治疗晚期膀胱癌的效果优于单纯化疗，而化疗后免疫药物的维持治疗也能有效延长肿瘤的控制时间。免疫治疗已经逐渐从幕后走向前台，在晚期膀胱癌的治疗中发挥越来越重要的作用。

总的来说，免疫治疗可能越早越好。因为免疫治疗是通过激活人体的免疫 T 细胞而达到杀伤肿瘤的目的。如果到了肿瘤终末期，患者基础免疫状态也非常差，免疫系统已经受到严重损伤，再用免疫治疗就会事倍功半，甚至无功而返。

8. 哪些人更适合免疫治疗

免疫检查点抑制剂近几年异军突起，很多不愿意接受化疗的患者首先想到的就是免疫治疗，将其视为"抗癌万能药"。事实上，单纯的免疫治疗只对 20% 左右的晚期膀胱癌患者起效。也就是说，对 80% 的患者可能不起作用，白花钱，还贻误宝贵的治疗时机。因此，筛选出治疗效果良好的患者非常重要。

目前，学术界已经发现众多和免疫治疗相关的预测标志物，比较公认的有 TMB、PD-L1、MSI、dMMR、TIL，甚至肠道菌群分析等。详细地了解这些指标能够为患者在选择免疫治疗时提供参考。

（1）肿瘤突变负荷（tumor mutational burden，TMB）

肿瘤突变负荷，就是研究报道中常说的 TMB。通俗地说，就是看看患者肿瘤组织中到底有多少个基因突变。肿瘤组织中突变的基因越多，就越有可能产生更多的异常的蛋白质，就越有可能被免疫系统识破，从而激活人体的抗癌免疫反应，因此对肿瘤免疫治疗的疗效就越好。

（2）微卫星不稳定性（microsatellite instability，MSI）

人类错配修复基因（mismatch repair gene，MMR 基因）经转录翻译后可表达相应的错配修复蛋白（MMR 蛋白）。如果 MMR 蛋白表达缺失可造成细胞的错配修复功能缺陷，则对 DNA 复制过程中的碱基错配丧失修复功能而造成累积，导致微卫星不稳定性（MSI）的发生。MSI 分为高度不稳定（MSI-H）、低度不稳定（MSI-L）和稳定（MS-S），MSI 越高的患者，免疫治疗效果越好。

（3）PD-L1

PD-L1 表达在肿瘤细胞表面，也是 FDA 最早批准用于预测免疫检查点抑制剂药物疗效的生物标志物之一。

PD-L1 的检测是基于细胞蛋白水平的检测，采用免疫组化方法作为临床试验中的主要试验方法。免疫组化是检测蛋白表达的经典手法，其操作原理是在手术或穿刺后取得肿瘤组织，特异性抗体着色后由病理医师镜下观察，根据着色深浅来评价表达情况。但目前 PD-L1 的检查因为评价标准及检测平台没有统一，还没有广泛开展。

那么 TMB 和 PD-L1 该检测哪一个呢？ MSI 与 TMB 应该检测哪个呢？

TMB 高低和 PD-L1 表达没有什么关系。PD-L1 低的，不要灰心可以再测一下 TMB；TMB 低的，不要灰心，可以再测一下 PD-L1。这两个检测只要有一个有好消息，都是可以酌情考虑接受 PD-1 抗体的治疗。

MSI 可以理解为 TMB 的子集，MSI 是局部，TMB 是整体。几乎所有 MSI 高度不稳定的患者，TMB 都是高的；但是反过来，TMB 高的患者，并不一定都是 MSI 不稳定的，还有相当一部分患者是 MSI 稳定型的。

举例说明，如果某患者 MSI 高度不稳定，那么就不用再去测 TMB，因为 97% 的患者 TMB 都是高的。但是，反过来，如果只测 MSI，结果是阴性的，但这位患者的 TMB 还有可能是高的，可以用 PD-1/PD-L1 抑制剂，需要进一步检查 TMB。如果不测 TMB，这部分病友就漏掉了宝贵的机会。

这些标志物的检测能够指引患者得到更个体化的治疗。同时，大多研究发现，在没有表达相应免疫治疗标志物的患者中，仍然有不少患者对免疫治疗有效。这可能和肿瘤的时间异质性、空间异质性有关。也就是说，同一个患者不同治疗阶段，肿瘤的标志物会发生变化；同一个治疗阶段，因为送检的肿瘤位置不一样，标志物的检测结果也会不一样。

9. 免疫治疗药物国产好还是进口好

目前，国内上市的免疫检查点抑制剂越来越多，针对膀胱癌的进口免疫药物，有的在国内并没有批准治疗膀胱癌的适应证。

就目前的临床研究数据来看，国产的替雷利珠单抗的有效率高于其他几种免疫治疗药物，但差距不明显（23% 和 14%~21%），也没有经过严格的对照研究比较。待临床应用广泛后，可以系统分析哪些免疫治疗药物效果较好。目前来看，国产药表现也非常出色，疗效和进口药相比不相上下，不存在孰优孰劣的问题。

10. PD-1 和 PD-L1 抗体究竟谁的抗癌效果更好

说到免疫治疗，大家都知道 PD-1 和 PD-L1 抗体。因为最先一批上市的产品大多是 PD-1 抗体，大家印象中 PD-1 抗体似乎应用更广泛、效果更肯定。与 PD-1 抗体类似，PD-L1 抗体也可以阻断 PD-L1 与 T 细胞表面的 PD-1 结合介导的免疫抑制，重新激发 T 细胞识别杀伤肿瘤细胞，从而抑制肿瘤生长。近期 PD-L1 抗体也不断有新的临床研究数据发表，有的非常亮眼。

但两种单抗的作用路径略有差别：PD-1 单抗与 T 细胞表面的 PD-1 结合，阻断 PD-1/PD-L1 通路和 PD-1/PD-L2 通路；与 PD-1 单抗不同的是，PD-L1 抗体与肿瘤细胞或肿瘤浸润免疫细胞上表达的 PD-L1 结合，只阻断 PD-1/PD-L1 通路。同时，PD-L1 抗体还能阻断 B7.1 和 PD-L1 的共抑制功能。

上述作用路径的差别，能够解释 PD-L1 抗体副作用相对较少的原因。同时，部分对 PD-1 抗体耐药的患者，却对 PD-L1 抗体有效。但就晚期膀胱癌的治疗数据来看，两种抗体治疗的有效率差不多（PD-1 抗体：14%~23%；PD-L1 抗体：17%~18%）。

11. 免疫治疗什么时候可以停药

对于晚期膀胱癌患者，在众多临床研究中，免疫治疗药物都是一直使用，直到免疫药物无效，肿瘤出现进展。免疫治疗大多 3 个月左右开始起效，3 个月内达到肿瘤完全消失的情况少之又少。所以，在免疫治疗的早期要有耐心，多等待一段时间，看看是否有效。

无效或不能耐受的患者，需要停药，寻找新的治疗方案。对于已经起效的患者，特别是控制得很好的患者，什么时候停药是个大问题。在肺癌免疫治疗的研究数据中，持续用药患者的治疗效果明显优于间断用药患者；在晚期膀胱癌中还没有类似报道。目前，并没有研究认定多久停药或者持续用药是最好的选择。国内外专家推荐：对于晚期肿瘤，无法根治的，建议维持治疗 2 年；如果通过多学科治疗能够根治，建议维持治疗 1 年。

12. 因为免疫治疗药物的副作用需要停药怎么办

晚期膀胱癌持续免疫治疗和间断免疫治疗的效果是否存在差距还未可知。即使因为副作用而必须停药，也不一定影响治疗效果，不用过于担心。因为免疫治疗的作用是持续的，停药后还会继续发挥作用；而且副作用较大的患者，免疫治疗的效果可能更好。现有的研究来看，因副作用而停药的患者，其治疗效果和持续用药患者的治疗效果差不多。

13. 免疫治疗常见的副作用

免疫检查点抑制剂是利用机体自身的免疫系统杀伤肿瘤，能够解除肿瘤的免疫逃逸状态。同时，激活的免疫系统也会攻击身体正常的组织，因此免疫检查点抑制剂的副作用几乎在所有的器官都可能出现。如皮肤（斑丘疹、白癜风、银屑病、莱尔综合征、药物相关多器官迟发超敏反应）、胃肠道（小肠结肠炎、胃炎、胰腺炎、乳糜泻）、内分泌器官（甲状腺功能亢进或减退、垂体炎、肾上腺功能不全、糖尿病）、肺（免疫性肺炎、胸膜炎、肺肉瘤）、外周和中枢神经系统（外周神经病变、无菌性脑膜炎、吉兰 - 巴雷综合征、脑神经病变、脊髓炎、脑膜脑炎、肌无力）、肝脏（免疫性肝炎）、肾脏（间质性肾炎、狼疮性肾小球肾炎）、血液系统（溶血性贫血、血小板减少症、粒细胞减少症、三系减少症）、肌肉关节系统（关节炎、肌肉病变）、心脏（心包炎、心肌炎）、眼睛（葡萄膜炎、结膜炎、视网膜炎、脉络膜炎、眼睑炎、眶周肌炎）等。

尽管如此，免疫相关不良反应的整体发生率低于化疗的不良反应，耐受性良好，治疗最常见的不良反应为疲乏、食欲下降、恶心、无力和皮疹等，严重不良反应（3/4 级不良反应）发生率较低，仅 7%~13%，大部分不良反应均可逆且可管理。但是，对于危及生命的副作用如心肌炎等，要及时发现，积极治疗。

14. PD-1 抗体耐药后怎么办

对 PD-1 抗体有效的患者，疗效一般都较持久。但是，大概有 30% 的患者会出现疾病进展，免疫治疗耐药。耐药后如何继续治疗，在膀胱癌的研究中涉及较少。通过众多免疫治疗研究的结果来看，大致有以下几点初步结论。

（1）患者生存时间比较：免疫治疗持续有效的 > 耐药后继续免疫治疗的 > 耐药后放弃治疗的。

（2）更换为其他同类免疫治疗药物可能仍然有效，还可以联合放疗、化疗等综合治疗。

（3）更换为其他类型免疫治疗药物：更换为 CTLA-4 抗体或 PD-L1 抗体，或者双免疫药联合使用。

（4）基因检测，寻找新的治疗靶点，更换为靶向药物治疗。

值得注意的是，更换其他类型的免疫治疗药物可能会出现较严重的副作用，需要综合考虑，在密切医疗监护下进行。

15. 什么是靶向治疗，膀胱癌常见的靶向治疗有哪些

靶向治疗是指在细胞分子水平上，针对已经明确的致癌位点（该位点可以是肿瘤细胞内部的一个蛋白分子，也可以是一个基因片段），来设计相应的治疗药物，药物进入体内会特异地选择与致癌位点结合发生作用，使肿瘤细胞发生特异性死亡，而不会波及肿瘤周围的正常组织细胞。

和肺癌、乳腺癌这些肿瘤相比，膀胱癌的靶向治疗起步较晚，目前常见的是针对成纤维细胞生长因子（FGFR）突变靶点的药物。也有一些药物，采用抗体偶联的形式，将药物通过相应的抗体输送到肿瘤病灶，起到靶向治疗的效果。针对 FGFR 突变的靶向药可以联合免疫治疗共同治疗晚期膀胱癌，其有效率超过 40%，非常接近一线化疗的水平。另外，TKI 类靶向药、针对 HER2 的靶向药在晚期膀胱癌的治疗中也逐渐开始尝试。值得一提的是，抗体偶联药物联合免疫治疗的有效率达到 73%，已经超过传统的一线化疗。如果这一研究结论得到更大样本的证实，将改变晚期膀胱癌的治疗选择。

和免疫治疗一样，靶向治疗药物针对的靶点在其他正常组织也会有少量表达，正常组织受到药物攻击会出现相应的副作用。

16. 什么是放疗，晚期膀胱癌常见的放疗有哪些

放射治疗（简称"放疗"）是利用放射线治疗肿瘤的一种局部治疗方法，治疗晚期膀胱癌时往往和其他治疗手段联合使用。目前主流的放疗技术是立体定向放射治疗（SRT），包括三维适形放疗（3DCRT）、三维适形调强放疗（IMRT）。膀胱癌对放疗敏感，联合化疗能达到非常良好的肿瘤控制效果。

膀胱癌常见的放疗是立体定向体部放疗（stereotactic body radiation therapy），

射线从放疗装置照射进入体内肿瘤区域，达到杀死肿瘤细胞、缩小肿瘤的效果。也可以通过穿刺、介入手术，将放射粒子植入肿瘤内，实施近距离放疗，但放射粒子会终身残留在体内。

17. 膀胱癌放疗有什么副作用

放疗常见的副作用主要来自放射线对周围组织器官的副损伤，随着立体定向技术的普及和发展，放射治疗的范围越来越精确，副作用也越来越轻。常见的副作用主要有：

（1）放射性膀胱炎：表现为尿频、尿急、尿痛，有时会出现难治性血尿。这种炎症往往没有细菌感染，服用抗生素不会有明显好转，需要对症药物治疗。严重者会出现膀胱挛缩，容量减少。

（2）放射性直肠炎：放射线导致直肠组织水肿，会出现便意频繁，有时会出现便中带血，严重者甚至会导致直肠穿孔，出现直肠膀胱瘘。

（3）骨髓抑制：放射线照射膀胱周围的骨髓，抑制骨髓造血功能，导致白细胞下降，免疫力低下，红细胞下降，贫血，较少出现血小板下降的情况。

（叶云林　刘卓炜）

（十七）晚期膀胱癌怎么办

1. 什么是晚期膀胱癌

膀胱癌出现远处转移就是晚期膀胱癌，它可以转移到腹腔淋巴结等远处的淋巴结，肺、肝脏以及骨等远处器官，不再局限于膀胱和盆腔。晚期膀胱癌通过手术难以完全切除，需要全身治疗才能有效控制肿瘤。

2. 晚期膀胱癌常见的临床表现有哪些

晚期膀胱癌常见的临床表现主要包括：肿瘤的局部症状和远处转移器官的相关症状。

晚期膀胱癌往往穿透整个膀胱、侵犯周围组织器官，局部表现有尿频、尿急、尿痛、血尿等，血尿严重时形成血块可能会导致尿潴留，甚至血块填塞膀胱。肿瘤累及周围盆壁时会出现下腹部疼痛，部分患者能在耻骨上触及质硬包块。肿瘤压迫髂血管时，会出现下肢水肿，甚至形成血栓。肿瘤累及输尿管开口时，会出现双侧输尿管积水扩张、肾积水等改变，进而影响肾功能。极少数肿瘤累及肠管，导致排便困难/便秘、肠梗阻，甚至肠穿孔，形成膀胱结肠瘘。

远处转移病灶的症状各不相同。肺转移时往往伴有局部肺不张，合并感染，出现咳嗽咳痰，痰中带血，发热等不适，严重者会出现呼吸困难；肝转移者会出现右上腹压痛、转氨酶升高、黄疸等改变；骨转移患者多伴有骨痛，以及骨质破坏。多发盆腔淋巴结转移往往会压迫髂血管，导致下肢回流障碍、水肿、皮肤淋巴肿，进而加重血栓风险。

因为晚期膀胱癌会逐渐消耗全身的营养，会导致患者消瘦，血液学检查会出现贫血、低蛋白血症、高钙血症等异常。

针对这些临床表现和症状，除了治疗原发病，还可以给予对症支持治疗，如对合并肺炎患者予以抗感染，肾积水患者解除输尿管梗阻，需要医生结合患者的全身情况综合考虑。

3. 晚期膀胱癌患者能活多久

晚期膀胱癌威胁患者的生命，需要积极的治疗。不同危险程度的晚期患者，生存时间也存在差别。如果患者不治疗或者无法耐受化疗，平均生存时间不到1年；经过传统的化疗，晚期膀胱癌患者的平均生存时间约为15个月。

现在化疗、放疗、免疫治疗、靶向治疗等治疗手段不断发展，治疗效果也越来越好，很多患者都能活得越来越久。最近研究显示，化疗联合免疫治疗能显著延长患者的生存时间，平均生存时间超过20个月。抗体偶联药物联合免疫治疗的有效率超过70%，平均生存时间也超过20个月。有不少研究报道免疫维持治疗使患者长期生存的病例。随着诊疗技术的发展，以后生存时间会越来越长。

所以，即便是晚期膀胱癌，也应该以积极的心态接受规范治疗，甚至参加临床研究，这样有可能采用最新的治疗方式，取得更好的治疗效果。

4. 晚期膀胱癌患者能做什么治疗

晚期膀胱癌最常用的全身治疗包括化疗、免疫治疗、靶向治疗等，能够控制全身的转移灶，达到治疗肿瘤的效果。有时也会几种不同的治疗方式联合应用，达到增加治疗效果、减轻副作用的目的。

针对局部肿瘤引起的症状，如疼痛、血尿、尿路梗阻等，放疗、手术、介入或者消融等局部治疗能有效控制局部肿瘤，减轻患者的痛苦，提高患者的生活质量，同时也为全身治疗提供良好的基础条件。

除了治疗肿瘤，晚期膀胱癌还需要积极的对症支持治疗，保证患者充足的营养，维护好各个重要器官的功能，使患者以良好的状态接受多种治疗。

5. 晚期膀胱癌患者可以吃些什么

晚期膀胱癌患者大多营养状态不佳，饮食方面应该加强优质蛋白的摄入，瘦肉、鱼、鸡蛋都是非常常见的优质蛋白来源，利用率高。特别是化疗期间食欲下降的患者，更要保证足够的蛋白和热量摄入。总的来说有以下几点需要注意。

（1）注意膳食平衡：除了摄入足够的蛋白质和碳水化合物，必要的营养成分也需要注意平衡。进食较少时可以药物辅助改善食欲，或者加服蛋白粉/多肽粉等营养、易吸收的营养产品；必要时到营养科就诊，制订合理的个体化营养方案。

（2）不要过多忌口：民间有很多肿瘤需要忌口的说法，从营养学来讲，新鲜的瓜果蔬菜、肉、鱼、蛋、鸡、奶等均是丰富的营养来源；但辛辣的食物，油炸、烧烤、腌制的食品的确不适合膀胱癌患者食用。

（3）不要相信"饿死肿瘤"的谣言：肿瘤饿不死，即使处于饥饿状态，肿瘤依然能从身体获得养分，继续生长；相反，长时间饥饿会让人体免疫力下降，更会促进肿瘤生长。

（4）不要盲目进补：海参、鲍鱼、燕窝、冬虫夏草、灵芝孢子粉等都是现在最流行的补品，但没有任何证据表明这些食物具有抗肿瘤作用。

（5）不要煲汤进补：不少地区认为营养都在汤里，患者大量喝汤，花样还很多。事实上，大部分营养（特别是蛋白质）都在渣里，汤里主要是维生素、盐、油脂、嘌呤等，并不健康。对于消化能力较差、食欲下降的晚期膀胱癌患者，流质或半流质饮食比较合适，同时也要注意营养的保证，喝汤提供的营养成分远远不够。

6. 晚期膀胱癌患者胃口不好怎么办

晚期膀胱癌患者胃口不好的原因很多，主要分以下几种：①化疗后恶心呕吐导致食欲下降；②消化道功能减弱；③心理因素；④消化酶缺失。

针对不同原因导致的胃口不好、食欲下降，可以予以止呕、促进胃肠功能、补充必要的消化酶和激素、心理辅导等。适当活动，多晒太阳，多与人沟通交流。选择易于消化吸收的食物，也可以服用一些中药来调节胃肠道功能，增加食欲。

7. 晚期膀胱癌患者出现血尿怎么办

对于膀胱没有切除的患者，晚期膀胱癌患者可能会出现持续的血尿以及明显的尿频、尿痛等不适。

对于不严重的血尿，可以通过药物止血，同时留置三腔尿管，持续膀胱冲洗，冲洗出膀胱内的血块，减少刺激症状，以达到尽早止血的目的。

严重的血尿，可能出现大量血块填塞膀胱，这时就需要麻醉下采用电切镜清除膀胱内血块，再留置三腔尿管持续冲洗。如果血尿仍然不能控制，可以尝试介入手术栓塞，严重者甚至可以考虑姑息性尿流改道或者膀胱切除术。

8. 晚期膀胱癌患者尿出不来怎么办

晚期膀胱癌经常侵犯输尿管口和膀胱颈，导致输尿管梗阻、肾积水，尿液无法排出，引起肾功能不全。肾功能不全会导致全身水电解质代谢紊乱，影响患者的生活状态，有时会危及生命，同时也影响化疗等药物治疗的实施。

膀胱颈梗阻的患者，可以通过插尿管，引出尿液；对于输尿管梗阻的患者，首选留置输尿管支架管，保证尿液引流通畅。部分患者压迫明显，软性支架管难以引流通畅，则须更换金属支架管。但部分患者梗阻严重，支架管难以置入，则需要行超声引导下肾脏穿刺造瘘，引出尿液。

9. 晚期膀胱癌患者心理主要有哪些变化

得知自己身患晚期膀胱癌后，患者通常会有较大的心理负担：对疾病过分担心，对治疗效果绝望，怕丧失劳动能力，怕成为家庭负担，怕被孤立。据调查，晚期膀胱癌患者焦虑发生率为100%，中度焦虑为86.7%，患者社会交往、性生活、娱乐生活均会减少，严重的会影响治疗效果、生命健康。因此，正确的接受疾病心态尤为重要。

有不少家属担心患者知道病情后会出现过度心理反应，而选择不告知患者实际病情。实际上，这样的做法不但让患者对自己的病情不了解，而且会让患者更加焦虑，胡思乱想，同时也不利于医患沟通。更好的方式是让患者知情一起商讨制订更加个体化的治疗方案。

事实上，即使是晚期膀胱癌，现在还有不少新的治疗方式（如免疫治疗，靶向治疗等）选择，效果很好，大可不必谈"晚期癌"色变，以为得了晚期膀胱癌很快就会死亡。积极认识晚期膀胱癌，积极治疗膀胱癌，才能取得更好的治疗效果，活得更久。

10. 晚期膀胱癌患者如何缓解心里的焦虑

得了晚期膀胱癌，有的患者焦虑担忧，有的则是灰心丧气，可以尝试以下的方法，调整自己的状态。

（1）认识晚期膀胱癌：学习掌握膀胱癌相关知识，通过图册、幻灯片、短视频等方式了解基本知识与护理方法，更科学地认识疾病。

（2）病友交流：病友相互交流，分享心理变化，讲述遭遇的困境与解决方法，介绍目前情况以及工作、生活现状，更好认识疾病，减少孤立感。

（3）积极情绪法：运用积极心理暗示改变心态，增强信心，一旦出现消极心理情绪及时记录，反思出现的原因，尝试用积极思维扭转改变情绪。每周对自己情绪状态进行评估，思考自己用什么方法改变情绪，效果如何，尝试掌握适合自己的情绪调节方法。

（4）视听注意力转移：可根据不同文化背景、审美、心理特点等选取不同音乐，在放松情况下头戴耳机，闭目聆听音乐。播放时注意音量大小。

（5）家庭支持：良好家庭环境能够对患者产生支持作用。患者家属应掌握沟通技巧、心理支持方法、日常生活注意事项等，在家庭事务决策时询问患者意见，组织家庭聚会，增强与患者交流，鼓励情感表达，创建有利于患者康复的良好家庭氛围。

（6）参加社交活动：多点出门散步运动，逐渐恢复正常社交生活，也可通过电话、微信群等进行日常联系。

如有需要，也可以到心理专科门诊进行咨询与舒缓，更好地认识疾病与摆正心态。

11. 膀胱癌肺转移会传染吗

晚期膀胱癌常常会出现双肺多发转移，同时合并肺不张、肺炎，患者会出现咳嗽咳痰、咯血、呼吸急促、发热等症状，和肺炎、肺结核症状类似。但肺转移瘤不会像细菌或病毒一样随着咳嗽进行空气传播，周围人群也不会因为和肺转移瘤患者有较近距离接触而被传染膀胱癌。

（刘芬　刘卓炜）

四、术后管理

术后管理是围手术期处理的一个重要阶段，术后管理包括术后住院期间管理及出院后管理，是连接手术与手术后康复之间的桥梁，术后管理得当，能使手术应激反应减轻到最小程度。本部分主要介绍膀胱肿瘤电切术及根治性膀胱切除术两种术式的术后相关事项，比如：术后什么时候可以进食、什么时候可以下床活动、出院回家后须注意什么等。这里面涉及许多快速康复外科（enhanced recovery aftersurgery，ERAS）的相关知识。ERAS是由丹麦哥本哈根大学的 Henrik Kehlet 教授于1997年提出的理念，是指在遵循循证医学的前提下，在围手术期实施各种已证实有效的方法减少手术患者的应激及并发症，减少生理及心理创伤和应激，降低病死率及缩短住院时间，加快患者的康复速度。时至今日，ERAS 已发展成一套科学系统的方法，贯穿于外科学的方方面面。

（一）膀胱肿瘤电切术后管理

1. 膀胱肿瘤电切术后多久可以吃东西

手术后饮食是否恰当关系到患者能否顺利恢复，过早进食可能会引起并发症，进食过迟则无法保证患者的营养支持，也是有害无益的。手术后的进食时间是根据患者的恢复情况而定的，应视手术大小、麻醉方式和患者基础情况来决定。首先，膀胱肿瘤电切术对消化道功能并不造成干扰，术后可较早进食水。其次，麻醉方式既可选择椎管内麻醉（也就是老百姓口中的"半身麻醉"），也可选择全身麻醉。对于进行"半身麻醉"的患者而言，在术后4~6小时，麻醉基本消退，可进流质饮食（水、纯米汤等）。而全身麻醉者，须耐心等待麻醉完全消退——即恶心、呕吐症状反应消失后，再请示医师是否可以进食。医生评估有两个办法：当患者肛门开始有"排气"时，说明肠道开始恢复功能了，这是可以开始进食的标志之一；另外，医生还可以使用听诊器对患者进行腹部听诊，判断

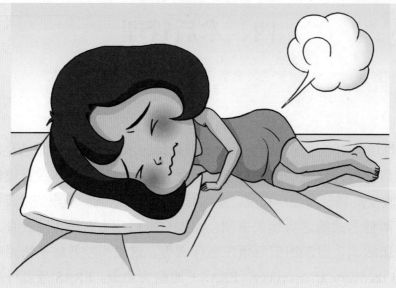

图 43　肛门排气说明肠子动起来了

肠鸣音是否正常，从而指导患者的进食时机以及饮食方式。一般来说，全麻患者在术后 6~8 小时可开始流质饮食。

2. 膀胱肿瘤电切术后正确的进食方式是什么

当然患者也不能从一开始就大快朵颐、吃香喝辣。这时候，管床医护人员会叮嘱患者需要先从流质、半流质饮食开始，逐步过渡到优质高蛋白的普食。提倡以清淡易消化饮食为主，多进食当季新鲜蔬菜水果，进食量由少到适宜，循序渐进。不吃易引起腹胀的食物，如牛奶、大豆、萝卜等。同时需要保持排便通畅，出现便秘时可口服缓泻剂（如硫酸镁、硫酸钠等）。另外，由于术中体液丧失较多，患者身体虚弱，需要通过输液补充电解质，一般医生会在术后根据患者身体情况、进食情况进行适当补液。而患有高血压、糖尿病等基础性疾病的患者还须分别注意盐分和糖分的摄取量。

3. 为什么说膀胱肿瘤电切术后早期下床很重要

手术既是治疗的过程也是创伤的过程，在条件允许的情况下，早期下床活动对患者术后如期康复具有重要意义，原因如下：①术后早日离床，适当进行下肢活动，可促进血液循环，有利于防止下肢深静脉血栓的形成；②手术后腹胀是由于肠道功能受到抑制，肠腔内积气过多，而早期离床活动能促使肠蠕动尽早恢复，减少腹胀，增进食欲，促进排便；③早期离床活动可以增加肺的通气量（此指单位时间内出入肺的气体量），有利于气道分泌物的排出，以减少由术后卧床过久导致坠积性肺炎等肺部并发症的发生；④离床活动能保持全身肌肉的正常张力，从而促进组织细胞的新陈代谢及血液循环，良好的血运能有效地将氧、营养物质、激素、电解质等"养料"带给组织细胞，并携走细胞进行新陈代谢产生的"垃圾"，保证各器官的生理功能；⑤早期离床活动，能增强患者手术后可以恢复正常的信念。

4. 膀胱肿瘤电切术后多久可以下床

手术后如果镇痛效果良好，建议患者早期在床上活动，并争取尽早下床活动。主要原因如下：①一般情况下，膀胱肿瘤电切术后的患者即使不使用镇痛泵也不会出现明显的术后疼痛；②此项手术技术目前已发展得比较成熟，故早期下床一般是安全的，并不会增加出血的风险。

因此，在患者已清醒、麻醉作用消失后（约术后6~8小时），就应鼓励患者在床上进行适当活动，待其适应，术后第1天便可以遵医嘱下床活动。在床上可进行的活动有：深呼吸，四肢主动活动及间歇翻身，其中足趾和踝关节伸屈活动、下肢肌松弛和收缩的交替运动有利于促进静脉回流。痰多者应定时咳痰，患者可坐在床沿上，做深呼吸和咳嗽。早期下床活动，主要依据患者的耐受程度，患者可逐步增加活动量。当然，具体下床活动时间也建议尊重经治医生的判断。

5. 膀胱肿瘤电切术后早期下床活动的注意事项

手术后早期下床活动应注意以下几点：①首次下床活动患者首先应慢慢从床间坐起，然后把双脚搭在床下稍作休息后再缓慢站起，站立时家属应在一旁观察患者有无头晕、气促、心悸，谨防体位性低血压（体位性低血压又叫直立性虚脱，是由于体位改变，如从平卧位突然转为直立，或长时间站立发生的脑供血不足引起的低血压）。如患者未出现头晕等不适症状可先在床边站立1分钟，之后便可以在床边行走，再过渡到病房内、病区内活动。②下床活动的时间应选择在早晨输液前和输完液体后。③患者应采取循序渐进的方法，逐渐延长活动时间、活动范围和活动次数。④选择大小合适的防滑鞋以防滑倒，最好有陪护家属帮助。⑤在置管期间（包括单J管、双J管、尿管）应该避免剧烈运动，不提重物，不要用力拉扯管子。保持导尿管引流通畅，应避免牵拉、打折。在卧床

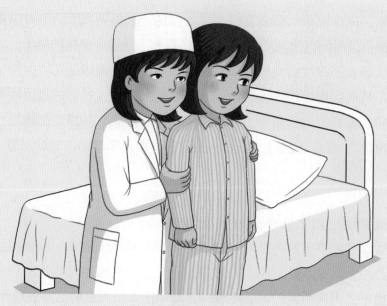

图 44　术后早期下床活动

时，应将引流袋用别针固定于床旁。下床活动时，应将尿袋固定在低于膀胱的位置，防止尿液反流。⑥有休克、心力衰竭、严重感染、出血、极度衰弱等情况则不宜早期活动。

6. 膀胱肿瘤电切术后一定要插尿管吗

一般情况下，对于较小的膀胱肿瘤进行电切术，有时手术医生会结合术中情况选择不放置尿管。然而，出于安全考虑，大多数内镜下膀胱肿瘤电切术后短期内需要留置三腔导尿管。术后留置三腔导尿管的作用主要有两方面：一方面有助于医生监测患者的排尿情况和血尿的程度，并且留置导尿管持续引流尿液能保证膀胱处于相对空虚状态，可以避免膀胱过度充盈，从而减少术后出血量；另一方面放置导尿管可使膀胱保持空虚状态，降低膀胱壁张力，有利于电切后创面的愈合，留置三腔的导尿管在必要的情况下可进行膀胱冲洗，能够防止膀胱内血块形成。

7. 膀胱肿瘤电切术后多久停冲洗、拔尿管

一般不须持续膀胱冲洗，通常到术后第 2 天早上，肉眼血尿消失后即可暂停冲洗，这时候患者可按下床头的呼叫铃，护士便会来到病房根据医

生下达的医嘱为患者撤除膀胱冲洗的生理盐水袋及 Y 型管了。此时，撤去了膀胱冲洗的 Y 型管，患者也可以适当开始下床活动了。而导尿管则一般在术后的一周左右拔除。如果术中发生其他情况，根据病情需要可能会适当延长留置导尿管的时间，这种情况下一般留置导尿管 7~10 天。大家需要牢记，导尿管拔除的时间应该严格遵从医生的安排。切勿自行拔管，不正确的拔除导尿管可能造成不堪设想的后果。

8. 膀胱肿瘤电切术后出院要注意哪些问题

前面讲了关于膀胱肿瘤电切术后、出院前的饮食及导尿管等的相关知识，那么患者出院后又有哪些需要重点关注的事项呢？在此我们做一个简要的阐述：①出院 1 个月内要避免进行剧烈运动，比如：骑自行车、跑步、跳跃等；②保证小便通畅，合理喝水、勤排尿，注意观察尿液的颜色，避免憋尿，因为膀胱内的手术创面泡在尿液中，较皮肤处生长缓慢，需要更长的时间才能愈合，且憋尿这个坏习惯易诱发泌尿系统感染，尿液有可能会"反流"引发肾盂肾炎；③多吃富含膳食纤维的绿叶蔬菜，保持大便通畅，避免做一些增加腹部压力的活动，因腹压增加或导致膀胱压力增大，有可能影响手术创面的愈合；④如合并高血压、糖尿病等基础疾病，须重视合并症的治疗；⑤出院后应与主管医生保持联系，按照随访计划定期返院复查及进行膀胱灌注化疗；⑥在日常生活中不要有精神压力，确保充足的睡眠，保持乐观心态及心情舒畅，有特殊情况可与经治医生联系，及时就诊。

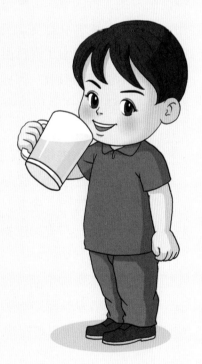

图 45　多喝水有助于术后恢复

9. 出院后什么时候可以进行社会活动

一般情况下，在出院后 1~2 周即可进行一些必要的社会活动以及一些运动量较小的有氧运动。刚开始的时候，建议每次进行半小时左右的有氧锻炼。比如，在家人的陪伴下在公园散步、打太极拳等。在身体状况适应后，短距离的步行接送小孩、买菜等也可酌情进行。拥有良好的社交及人际关系，积极和他人交流沟通，保持阳光向上的心态，对防治疾病也有积极作用。因此，根据自己的爱好，比如和老朋友下棋、把玩乐器、唱歌等文娱活动也可量力进行。

10. 为什么有些患者出院需要留置双J管

双J管即输尿管内支架管，俗称猪尾巴导管，在泌尿外科手术中应用极为广泛。当膀胱肿瘤位于输尿管口附近时，或可能同时行输尿管手术等时，根据病情，医生会在术中留置双J管。电切环的热效应以及术后瘢痕形成等因素常导致输尿管末段狭窄甚至上尿路梗阻及肾功能受损。为了避免这种情况发生，置入双J管可起到引流尿液、防止输尿管狭窄和粘连堵塞的重要作用。双J管因其内引流及支架作用被认为是术中不可或缺的重要工具。需要注意的是，临床应用的D-J管多由硅橡胶或聚氨酯高分子材料制成，由于这些材料在人体内均不能降解吸收，因此，患者须在出院后2~4周或根据医嘱在一定时间后经过尿道在膀胱镜下从体内将双J管拔除。

11. 身体内带着双J管会不会有不适

部分患者在留置输尿管支架后会有轻度的不适症状，这些症状包括：①尿频、尿急、尿痛，下腹部及膀胱区坠胀不适，这与支架刺激膀胱有关；②血尿，与支架摩擦输尿管、膀胱及肾盂黏膜有关，多不严重；③憋尿时引起腰部酸胀甚至疼痛，与膀胱尿液向上反流有关。所以，留置支架会有一些不适，但多数不影响生活，基本上是安全的，不会对人体产生较大的危害。至于双J管是否会引发肿瘤细胞的上尿路逆行种植，目前来说并不确切。医生会根据病情及术中情况决定是否置管。

12. 留置双J管后需要注意什么，需要留置多长时间

留置双J管后需要注意以下事项：①避免腰腹部剧烈活动，避免突然下蹲运动，防止支架移位；②白天多饮水，保持尿量2 000ml以上，并且不要长时间憋尿，以减少尿路感染和尿液输尿管反流进而引起腰痛不适；③留置支架期间如有轻微上述不适症状及血尿等，无须特别担心，多饮水，口服对症药物后一般即可好转；④如果出现严重的血尿，在充分休息以及大量饮水的

情况下，仍然不缓解或者有大量新鲜血尿伴血凝块等情况应该紧急到医院就诊；⑤出现剧烈腰痛、寒战、发热等情况也请尽快至医院就诊。

双 J 管的留置时间根据术中情况而定，一般放置 2~4 周后即可返院拔除双 J 管。当然，具体拔除时间建议尊重经治医生的判断，因为不同的患者经历手术中的情况不尽相同。

13. 膀胱肿瘤电切术后多久复查

建议所有非肌层浸润性膀胱癌患者在术后 3 个月时进行第一次膀胱镜检查，但如果存在手术切除不完全、复诊发现肿瘤发展迅速可适当提前，具体根据实际情况遵循手术医师嘱托；另外，针对原位癌，复查膀胱镜时可以随机多处活检以观察治疗后的效果，以后的随访根据膀胱癌复发和进展的危险程度决定。高危患者推荐前 2 年每 3 个月行 1 次膀胱镜检查，第 3 年开始每 6 个月 1 次，第 5 年开始每年 1 次直到终身；低危患者如第一次膀胱镜检查阴性，建议术后 1 年时行第二次膀胱镜检查，之后每年 1 次直到第 5 年；中危患者随访方案介于两者之间，依据患者个体预后因素和一般情况决定。随访过程中，一旦出现复发，治疗后的随访方案按上述方案重新开始。

在非肌层浸润性膀胱癌的随访中，除膀胱镜检查外，超声、泌尿系统增强 CT、尿脱落细胞、尿膀胱癌标志物（如尿液 FISH 检查等）等检查也有一定的价值，但均不能完全代替膀胱镜检查的地位和作用。

14. 膀胱癌复发有哪些高危因素

膀胱癌复发的影响因素包括：既往有复发病史、肿瘤多发、伴有鳞状分化、组织学分级以及肿瘤分期。其中，肿瘤多发与肿瘤分期为术后复发的独立影响因素。另外，吸烟是目前最为确切的膀胱癌致病危险因素。强烈建议吸烟患者术后戒烟，此外也须避免吸入二手烟。另外，需要避免长期接触工业化学产品，早在 19 世纪末德国学者 Rehn 在染料工业工人中发现有膀胱癌患者。在我国，黄健教授及林天歆教授等在早年进行流行病学研究时发现 20% 的膀胱癌是由职业因素引起的，包括从事纺织、染料制造、橡胶化学、药物制剂、杀虫剂生产、油漆、皮革及铝、铁和钢生产。

15. 怎样才能更早知道是否出现复发

无痛性血尿是膀胱癌复发最主要的征兆，血尿多是由肿瘤破溃出血所致，血尿可多可少，多时肉眼便可看出，少时仅在显微镜下才能看到尿中有红细胞。膀胱癌的血尿一般为全程肉眼血尿，即整个排尿过程中尿都呈现血色，在快排完尿时尿色加深，也可以是开始血尿而后尿转清亮，或开始尿清亮而后变成血尿。未留置双 J 管的患者在术后出现血尿症状，须抓住这一信号及时找医生复诊，进行必要的检查，如 B 超、CT 及膀胱镜检查等。即使没有任何症状，也要定期进行复查。早期发现，早期治疗，才能取得更好的疗效。

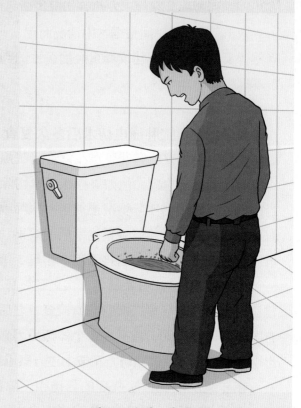

图 46　血尿一定要小心

16. 膀胱肿瘤电切术后肿瘤复发怎么办

如复查发现膀胱肿瘤复发，须再次完善相关检查，如计算机体层摄影尿路造影（CTU）观察肿瘤大小、盆腔淋巴结是否存在转移、上尿路是否存在种植，增强 MR 观察评估肿瘤侵犯情况，脑、肺、肝等部位 CT 及骨扫描观察是否存在远处转移，有条件者可行 PET-CT 检查。膀胱镜再次取活检组织为必查项目，确诊后一般须根据病检结果，制订个体化的治疗方案，术后再根据病理结果评估复发肿瘤细胞分化程度、侵犯情况及后续辅助治疗方案，如为非肌层浸润性膀胱癌，可参照第一次电切术后规律膀胱灌注及随访，如为肌层浸润性膀胱癌，医生须评估是否具有行根治性膀胱切除手术的必要性。

膀胱肿瘤复发绝大多数为非肌层浸润性膀胱肿瘤，简单来讲，就是膀胱部位复发的肿瘤虽是恶性，但往往局限在膀胱黏膜浅层，很少出现远处转移并危及生命。所以，对于膀胱肿瘤复发，大家不必过于担心，既要清醒认识到膀胱癌的"作恶多端"与"反复无常"，又要树立坚定战胜病魔的决心。

17. 复发的膀胱癌在什么情况下需要进行根治性膀胱切除

随访过程中，如果出现以下情况之一（包括但不限于）就需要考虑进行根治性膀胱切除术：①复发或多发的 T_1 期低分化（或高级别）肿瘤；②伴发原位癌的 T_1 期低分化（或高级别）肿瘤；③卡介苗治疗无效的肿瘤；④膀胱肿瘤电切和膀胱灌注治疗无法控制的广泛乳头状病变；⑤膀胱非尿路上皮癌；⑥尿路上皮癌伴不良组织学变异亚型。术前应仔细评估患者的总体状况，特别是对于高龄患者应评估重要生命器官的功能状态和代偿情况，除有严重合并症（心、肺、肝、脑、肾等疾病）不能耐受手术者，有以上适应证者，医生会根据具体情况考虑是否进行根治性膀胱切除术。

（王细生）

（二）根治性膀胱切除术后管理

1. 根治性膀胱切除术后多久进食

根治性膀胱切除术是一项重大的手术，术中操作常会涉及肠管，因此术后会造成短期内肠道功能紊乱。这时，"屁"——这个生活中的"尴尬之气"便成了医生护士们翘首以盼之事。

术后肛门排气（俗称"放屁"）是肠道功能恢复的标志，一般术后 1~2 天患者会有排气，在这之前应遵守医嘱严格禁食。待肠道功能恢复后，方可逐渐恢复饮食。最先可尝试进食一些流质如水、果蔬汁、粥或肉汤等。如果没有发生恶心、呕吐或者腹胀等不适，即表明能耐受这些食物，那么 1 天后可开始进食固体食物。同时，应嘱咐患者每日饮水 3 000ml 以上，起到"内冲洗"的作用。

记住这段话：补水要充分，排气后才行。进食流稀固，下床卧坐立。复健早进行，循序且渐进。

2. 根治性膀胱切除术后多久下床

现代临床研究发现，术后尽早进行适当的活动有助于胃肠功能恢复，同时有助于预防下肢深静脉血栓、压疮及坠积性肺炎的发生。故根据患者所行术式以及年龄与体质差异，术后 6 小时，患者便可在床上进行适当的活动。术后 1~2 天，家属便可帮助患者下床活动，先在病床上慢慢坐起，然后把双脚搭在床下稍作休息，未出现头晕等不适症状可在床边站立，可以在床边行走，循序渐进。下床活动时引流袋的位置要保证比引流管口的位置更低一些。如果一切顺利，这个过程通常需要 5~10 天。不过，患者完全恢复日常活动往往需要至少 1 个月的时间。

3. 根治性膀胱切除术后多久拔掉身上的"管子"

术后身上横七竖八的"管子"实在令人难堪。术后每位患者都会很关心的一个问题就是：这些"管子"究竟什么时候可以被取下，还患者一个"自由身"呢？

伤口的引流管一般术后 5~7 天拔除，医生会根据术后引流量以及引流液的颜色，决定拔除引流管的最佳时间。大家需要牢记，"管子"拔除的时间应该严格遵从医生的安排。至于输尿管支架管，拔除时间为术后 1~3 个月（切记不要因为出院而把它遗留在体内，否则会导致支架管表面结石，支架管取出困难）。对于行原位新膀胱术的患者，术后应带尿管出院，术后 2~4 周返院，医生会先为患者做一次膀胱造影检查，评估确认吻合口无漏尿后方能决定是否拔除，故请患者朋友切莫心急。

4. 拔了尿管后憋不住尿怎么办

做了根治性膀胱切除术的患者可能在手术后的康复期间出现术后漏尿、憋不住尿、尿失禁等情况，这些问题极大影响了患者的生活质量，甚至有些患者不得不因此穿上了尿不湿。这时，还请患者记住医生的叮嘱："多练习夹屁股！"

"夹屁股"，故称"撮谷道"，是乾隆皇帝坚持了数十年的保健方法，又称提肛运动、凯格尔运动，是一种帮助盆底肌功能恢复的方式，这种运动的目的是强化提肛肌收缩，进而增加尿道筋膜及尿道外括约肌的张力、增强尿道的关闭功能，从而达到控制排尿及治疗漏尿的目的。

那么，如何正确地"夹屁股"呢？首先，进行提肛训练前一定要排空尿液，让臀部和腹部的肌肉放松，这时患者可以坐在椅子上或者躺在地板上进行锻炼：①紧缩肛门保持5秒钟，刚开始时1次的紧缩肌肉不要太多，时间不要太长，如果保持5秒比较困难，可以从2~3秒开始练习。②放松肌肉保持10秒，这是为了给盆底肌一个放松时间，避免劳损，10秒后可以再进行下次练习。针对老年患者术后虚弱、体力较差的情况，也可开展床上训练法，具体如下：患者在床上平躺，以头部和两脚跟作为支点，提高臀部的同时收缩会阴部肌肉，然后放下臀部，放松会阴部肌肉。每次反复20遍，每日早晚各做一次。通过做这个运动可以增强腰、臀、腿、腹及盆腔肌肉，提高这些部位的肌肉及会阴部括约肌的功能。③以上动作每天坚持做3~4组，每重复10次为一组，以达到训练的目的。④患者出院后仍应继续进行提肛训练3个月。

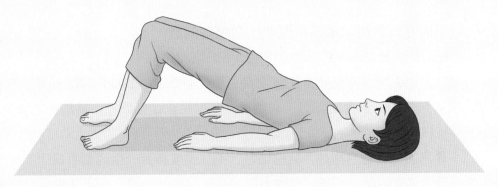

图47 提肛训练

同时，患者也可改变一下排尿方式，先进行坐位排尿，放松盆底肌肉，增加腹部压力，并且可在排尿的过程中有意识地收缩会阴部，中止排尿，放松会阴部肌肉后，再继续排尿，反复进行，直至将尿排空。每天可进行2~3次这样的活动。然后逐渐改为站立排尿，并逐渐延长排尿间隔。

虽然做提肛运动可以改善术后排尿困难的症状以及预防肛门疾病的发生，对人体有很多的好处，但是在进行提肛训练时一定要遵循方法，循序渐进，否则容易拉伤肌肉，甚至因练习方法不对反而事倍功半。

5. 造口如何护理

造口的护理，离不开医生护士的尽职尽责，更离不开患者与家属的配合。

首先，集尿器底盘内径应与造瘘口相符，并保持清洁，每天用0.5%的碘伏液对膀胱造瘘口进行消毒，避免造瘘口逆行感染。单J管每留置2~4周应更换一次，引流袋一般推荐每2~7天更换一次。要经常检查单J管是否通畅，如果不通畅就要及时进行膀胱冲洗，清除黏液及分泌物，避免出现感染。如果造瘘口出现明显的红肿分泌物，可在医生指导下使用外用的软膏来进行抗感染处理，比如使用红霉素软膏或者莫匹罗星软膏来进行局部外涂，等待局部红肿、感染、分泌物消失以后，再停止用药。但请各位患者特别注意，如若出现局部皮肤红肿，或者出现局部皮纹增厚等改变，建议尽早到医院进行处理。

同时，在病情允许的情况下，应鼓励患者多饮水，既可以减少泌尿系感染及造瘘口的感染，也可以预防单J管堵塞。

6. 根治性膀胱切除术后出院要注意哪些问题

根治性膀胱切除术后患者应牢记以下三点。

（1）生活饮食有规律，注意饮食卫生，多饮水，2 000~3 000ml/d，形成膀胱自然冲洗屏障。进食高蛋白、高热量、高维生素、低脂肪、易消化的食物，增强机体抵抗力。

（2）休息为主，适当锻炼，劳逸结合，不宜过度疲劳，生活要有规律，术后1~2个月避免过度活动，不参加重体力劳动。保持大便通畅，便秘患者应吃富有纤维素的新鲜蔬菜、水果及每天饮用一些蜂蜜水，润滑肠道。

（3）养成定时排尿的好习惯。新膀胱在术后早期的容量只有100~150ml，因为新膀胱多为自体回肠改造而成，所以不会有明显的腹胀感，只有积聚了非常大量的尿液才可能会有尿感，这样很容易导致新膀胱漏尿甚至破裂。所以患者一定要养成定时排尿的习惯，并用手摸摸小腹有无隆起的情况。最初应每2小时排尿1次，3~6个月后逐渐延长排尿间隔为3~4小时，1年以上就可以通过锻炼达到近似正常膀胱的功能。其次，逐渐延长排尿间隔，可以使新膀胱容量逐渐增大，使它内部的压力逐渐减小，进而达到正常膀胱功能，故不要因为害怕新膀胱"胀坏了"就不敢延长排尿时间。

站立位排尿困难的话，可采用蹲位排尿或坐位排尿。排尿时适当收缩腹部肌肉，以增加腹内压力，帮助排尿。当发现尿液有絮状黏液时，可以多饮水，必要

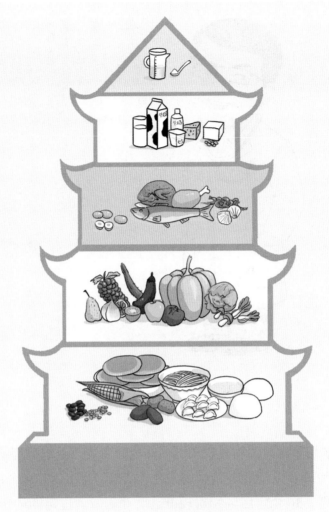

图 48　术后注意健康饮食

时可在医生指导下口服药物，使尿液碱化，黏液变稀薄，以防排尿不畅。最后，日常应注意预防泌尿系统逆行感染的发生，如有突发性高热须及时就医。若发现尿道口出现血性分泌物或发生血尿，也应立即就医。

7. 根治性膀胱切除术后多久复查

膀胱癌患者接受根治性膀胱切除术和尿流改道术后必须进行长期随访，随访重点包括肿瘤复发（如上尿路和肠道）和与尿流改道相关的并发症（如反流和狭窄）、替代物相关代谢问题（如维生素 B_{12} 缺乏所致贫血和外周神经病变）、尿液贮存相关代谢问题（水电解质紊乱）、泌尿道感染等方面。

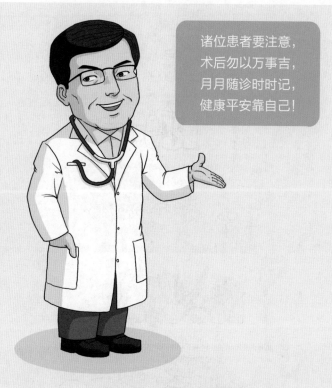

诸位患者要注意，
术后勿以万事吉，
月月随诊时时记，
健康平安靠自己！

图 49　注意术后定期随诊

根治性膀胱切除术后肿瘤复发和进展的危险主要与组织病理学分期、分级相关，局部复发和进展以及远处转移的发生率在手术后的前 24 个月最高，24~36 个月时逐渐降低，36 个月后则相对较低。肿瘤复发通过定期的影像学检查很容易发现。目前推荐 pT_1 期肿瘤患者每年进行一次体格检查、血液生化检查、胸部 X 线检查和 B 超检查（包括肝、肾、腹膜后等）；pT_2 期肿瘤患者 6 个月进行一次上述检查；而 pT_3 期肿瘤患者每 3 个月进行一次。此外，pT_3 期肿瘤患者应该每半年进行一次盆腔 CT 检查。需要特别指出的是，上尿路影像学检查对于排除输尿管狭窄和上尿路肿瘤的存在是有价值的，上尿路肿瘤虽然并不常见，但是一旦发现往往需要手术治疗。此外，根治性膀胱切除术后患者应该进行终身随访。

8. 根治性膀胱切除术后肾积水，怎么处理

根治性膀胱切除术后出现肾积水，是一种常见的远期并发症，可能为输尿管肠吻合口狭窄或者输尿管反流所致。轻度肾积水可以定期随访，每

3 个月复查超声，根据病情变化再决定下一步的治疗，患者应正确认识并对待，不必有过重的心理负担。如果出现双肾积水影响肾功能的情况，如血肌酐升高等，需要积极就医并处理，可选择放置支架、肾造瘘或修复手术等治疗方式。

同时，建议患者在日常生活中，不要过于劳累，要注意休息，要根据温度变化适量地增减衣物，避免着凉。

9. 根治性膀胱切除术后肿瘤复发、转移，怎么处理

膀胱癌术后的患者每一次惴惴不安地拿着超声或 CT 的复诊报告单让医生审阅时，内心无不希望医生的回答是："很好，下次接着复查。"可当某一天，医生略有沉重地告知病情有变化时⋯⋯

别慌！并不是没有希望了！

由于膀胱癌的特性，它可以通过淋巴循环以及血液循环等途径发生其他部位的转移，包括淋巴结转移以及其他重要脏器的转移等，虽然晚期膀胱癌总体预后较差，但肿瘤复发并不可怕，有计划科学的治疗才是关键。

根治性膀胱切除术的患者，术后日常应随时注意排尿状况，若有血尿、排便困难、腰腹痛等异常情况应随时就医检查。

当术后疑似肿瘤复发时，医生需要进行相应的检查，以了解膀胱内肿瘤复发的情况以及膀胱以外的组织有无受到牵连。此时医生迫切地需要了解膀胱内肿瘤的具体情况：大小、数量、范围、肿瘤浸润深度及肿瘤的病理类型。膀胱镜检查虽有一定的痛苦，但其可以直观地观察膀胱腔内的病变，取病变部位组织做病理学检查以定性；CT 和磁共振检查可了解膀胱病变浸润的范围和深度，有没有盆腔淋巴结转移；腹部超声及胸部 X 线检查可了解其他部位的脏器有没有问题。这样可对疾病有全面的了解，从而制订最恰当的治疗方案。

一旦确诊膀胱肿瘤发生复发和转移，这被称为"转移性膀胱癌"，可先进行化疗或放疗以减小肿瘤体积，尽量控制癌细胞扩散的速度，延长患者的生存时间。患者不要气馁，只要积极地配合治疗，肿瘤复发便不再可怕。如果患者身体条件允许，也可进行二次手术，手术后再配合医生进行放疗和化疗等治疗，化疗的时间大概在 8 个疗程到 12 个疗程，如果膀胱癌在晚期阶段或者是出现转移的情况，可以采取保守的治疗方式，如辅以一些抗肿瘤的中药或中成药，并配合相关镇痛药物，提高患者的生存时间和质量，为手术治疗创造条件，并在术后继续开展综合治疗，以尽量实现延长生命，提高生存质量的目的。

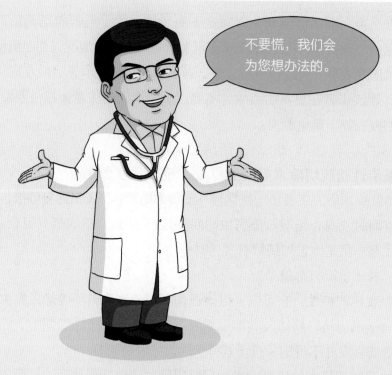

图 50　相信医生，切勿恐慌

（王春晖）

五、典型病例

到了本书的最后一个部分了。通过前面四个部分的学习，大家对膀胱癌已经有了充分的认识了。在日常的诊疗过程中，医生常常碰到很多患者，由于对膀胱癌缺乏足够的了解，最后酿成了不可挽回的后果，令人感到万分可惜。生命只有一次！希望大家认真阅读并深刻体会以下三个病例，在遇到类似情况时，千万不要再犯错了。

（一）反复尿血不重视，确诊已是癌晚期

1. 病例概况

年近 70 岁的邓婆婆，和老伴独自居住多年，子女都在外地工作。老两口平素身体硬朗，手脚利落，大小事都是自己解决，从不麻烦子女和街坊，遇到小毛病也都自己抓药煮药应付。号称"不求人"的邓婆婆最近遇到了烦心事。1 个月以来，她每次小便都排出鲜红色尿液，有时伴有血块，而且小便红色次数越来越频繁，颜色也越来越深。邓婆婆说："以前尿血都是自己抓点草药、喝点凉茶就解决了，怎么最近吃药不灵啦？"没办法，邓婆婆在老伴的陪同下第一次来到泌尿外科门诊。医生详细询问病史，才知道原来邓婆婆第一次尿血到现在已经有 2 年多，因为没啥不舒服，也就没到医院详细检查，这次尿血比以前更严重，自己没办法了才来医院就诊。

认真负责的泌尿外科医生拒绝邓婆婆先开点药吃吃试试的要求，立即给邓婆婆做了泌尿系统 B 超。报告显示：膀胱多发占位，右肾输尿管扩张积水。考虑到问题的复杂性和严重性，医生劝说邓婆婆进行了全腹部 CT 平扫及增强检查。这才发现，膀胱多发肿物已经累及深肌层，侵犯了右侧输尿管，导致右肾积液。盆腔和腹膜后有多个肿大的淋巴结，考虑淋巴结转移。除此之外，右侧肾上腺和右肺下叶均有肿物，也考虑转移瘤。

问题看起来已经非常严重，然而，此时邓婆婆却还不相信这样的结果。她觉

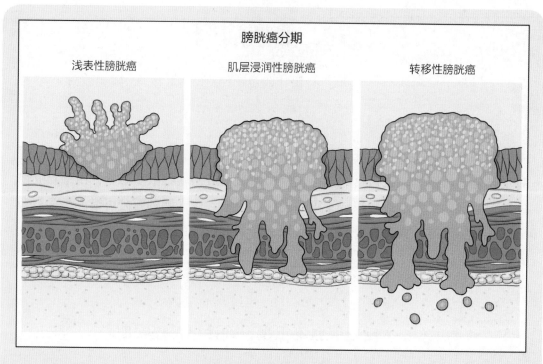

图 51　膀胱癌的进展

得，自己除了尿血，并没有感觉很不舒服。经过医生和患者儿女的反复劝说，邓婆婆终于同意住院进一步诊治。医生们给邓婆婆做了膀胱镜检查＋肿物电切活检术，术中发现膀胱右侧三角区、双侧壁及膀胱底部全是菜花样肿物，右侧输尿管口也看不见了。术后病理报告显示：膀胱高级别尿路上皮癌，浸润肌层。综合影像学检查和膀胱镜检查结果，医生最终诊断为膀胱癌多发转移。

因为邓婆婆的疏忽，对早期血尿重视不够，以为偶发的、间歇性的、无痛的血尿无关紧要，不积极看专科医生，自己处理草草了事，结果膀胱内的肿瘤悄无声息地生长、播种，还通过血液和淋巴偷偷跑到远处淋巴结、肾上腺和肺部。这种情况已经属于癌症晚期了。由于自己的大意，丧失了早期手术根治的机会，如今就算积极治疗，不但要付出更加高昂的医疗费，治疗效果也非常差，真的非常可惜！

2. 专家提醒

膀胱癌早期并没有太多特异性症状，最常见的表现就是间歇性、无痛性、全程肉眼可见的血尿。这种特征的血尿相对尿频、尿急、尿痛或腰痛、发热伴有的血尿更容易被忽视，容易导致延误早期诊治，危害患者健康。提醒大家要高度重视无症状血尿。

（二）电切术后未复查，无奈只得切膀胱

1. 病例概况

伴随着急救车的鸣笛声，急救120送来一位气促、面容痛苦、膀胱膨隆的老年男性患者，因血尿、排尿困难、急性尿潴留就诊。急诊医生立即行导尿术，见大量红色尿液引流出来，还不时有小血块排出来。

原来66岁的陈伯，2年前因无症状血尿就诊入院，确诊为单发、高级别膀胱尿路上皮癌，行经尿道膀胱肿瘤整块剜除术。因陈伯平时很注意身体异样表现，所以对出现不明原因的血尿很重视，及时就诊泌尿外科专科，及早发现了早期膀胱癌并及时做了微创手术。术后病理：高级别尿路上皮癌，未见肌层浸润。术后陈伯被告知是早期癌，手术很成功。但这种肿瘤很容易复发并进展，为了预防复发需要连续做规范的膀胱灌注化疗1年，同时定期复查B超、CT和膀胱镜。

开始陈伯都能准时按医生要求就诊、随访并进行灌注化疗，然而，半年后他因跌倒导致股骨干骨折入院手术，术后卧床休养，行动不便，加上自觉无任何不适症状，半年没见血尿，前几次复查也没见肿瘤复发，就没再坚持灌注化疗，也没坚持到泌尿外科专科复诊，这一晃就是1年多。

这次又突然出现严重血尿伴血块，排尿困难，最终因为完全尿不出来被120送至急诊就医。考虑既往膀胱癌病史，急诊医生进一步完善盆腔CT检查，结果显示：膀胱左侧壁多发肿物，较大者约4cm。住院后膀胱镜检查发现：膀胱多发肿物，基底宽，肿瘤表面血块附着。电切活检病理显示：膀胱高级别尿路上皮癌，肿瘤已经往深部生长，浸润到了膀胱肌层组织。因陈伯的疏忽，没有坚持灌注化疗，没有坚持复诊随访，导致膀胱癌复发并进展。最后根据医生建议，不得不选择了根治性膀胱切除并回肠通道手术，术后需要长期腹部佩戴人工尿袋，严重影响了陈伯的生活质量。

2. 专家提醒

膀胱尿路上皮癌能够被早期诊断，而且早期保膀胱治疗具有疗效好、生活质量高的特点。但是，因为膀胱尿路上皮癌容易复发并进展，所以必须高度重视术后规范治疗和复查，做到有效预防复发、尽早发现复发。早期保膀胱的治疗，1 年内需要进行积极规范的灌注化疗或免疫治疗，同时严格规范随访复查 3 年，包括 B 超、CT、膀胱镜检查。3 年后改为每年 1 次随访检查。

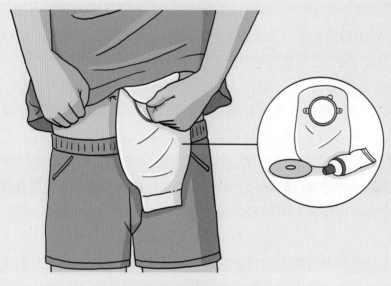

图 52　佩戴人工尿袋

（三）局部晚期拒全切，多管齐下仍乏术

1. 病例概况

53 岁的许先生，是一家汽车行的经理，平时业务繁忙，应酬频繁。因自觉身体没什么问题，加之这几年公司业务量加大，每年公司例行体检都因这样那样的原因放弃了。偶然出现小便有浓茶色，以为是劳累奔波、喝水少导致，一直没就医。半年来深色小便出现越来越频繁，颜色越来越浓。年终体检泌尿系统 B 超显示：膀胱多发肿物。进一步 CT 检查显示：膀胱多发肿物，累及肌层，侵犯前列腺。入院膀胱镜检显示：膀胱多发肿瘤，基底宽，部分位于后尿道膀胱颈。病理结果：高级别浸润性尿路上皮癌。综合分析许先生的病情，医生建

议行膀胱全切术＋全尿道切除术＋回肠通道术。许先生自觉问题没那么严重，也恐惧手术，顾忌终身佩戴尿袋，影响生活质量。又听说有人采取保膀胱综合治疗也有较好疗效，遂拒绝行膀胱全切手术，要求行经尿道肿瘤电切术联合化疗、放疗等综合治疗。医生反复强调保膀胱治疗有高复发率的风险，但许先生还是坚持自己的想法。最终不幸的事还是发生了，综合治疗期间肿瘤多次复发。医生再次建议膀胱全切术＋全尿道切除术＋回肠通道术，许先生都拒绝了。治疗期间，许先生的化疗毒性反应大，不能耐受化疗的副作用，不得不采用不规范的间歇治疗。同时放疗也导致严重的放射性膀胱炎和直肠炎，严重影响了许先生的生活质量。其后许先生还采用了最新的免疫治疗，但经一年多的综合治疗，膀胱肿瘤仍无法控制，局部复发进展，并侵犯膀胱周围器官，出现区域淋巴结转移，远处肺转移。

2. 专家提醒

对于膀胱肌层浸润的高级别尿路上皮癌，选择保膀胱的治疗一定要严格而慎重。如果不适合保膀胱，强行保留膀胱可能会延误治疗，最终导致肿瘤进展、转移等不可挽回的后果。是否保留膀胱，建议听从泌尿肿瘤专家的推荐。错误的非专业的选择会严重损害患者的利益。

（向松涛）

图书在版编目（CIP）数据

膀胱癌 / 林天歆，李学松主编 . —北京：人民卫
生出版社，2023.1
（肿瘤科普百科丛书）
ISBN 978-7-117-33275-0

Ⅰ. ①膀… Ⅱ. ①林…②李… Ⅲ. ①膀胱癌 - 普及
读物 Ⅳ. ①R737.14-49

中国版本图书馆 CIP 数据核字（2022）第 107262 号

人卫智网　www.ipmph.com　医学教育、学术、考试、健康，
　　　　　　　　　　　　　　购书智慧智能综合服务平台
人卫官网　www.pmph.com　人卫官方资讯发布平台

肿瘤科普百科丛书——膀胱癌
Zhongliu Kepu Baike Congshu——Pangguang'ai

主　　编　　林天歆　李学松
出版发行　　人民卫生出版社（中继线 010-59780011）
地　　址　　北京市朝阳区潘家园南里 19 号
邮　　编　　100021
E - mail　　pmph @ pmph.com
购书热线　　010-59787592　010-59787584　010-65264830
印　　刷　　北京盛通印刷股份有限公司
经　　销　　新华书店
开　　本　　787×1092　1/16　　印张：10.5
字　　数　　182 千字
版　　次　　2023 年 1 月第 1 版
印　　次　　2023 年 1 月第 1 次印刷
标准书号　　ISBN 978-7-117-33275-0
定　　价　　55.00 元

打击盗版举报电话：010-59787491　E-mail：WQ @ pmph.com
质量问题联系电话：010-59787234　E-mail：zhiliang @ pmph.com
数字融合服务电话：4001118166　　E-mail：zengzhi @ pmph.com

52检